专家导读

高科技在我们身边，这绝不是幻想，而是实实在在的现实。

你只要稍微动脑筋想一想就会发现，在你的生活中，在你的每一天，你一刻也离不开高科技，五花八门的高科技产品与你如影相随。比方说，你家里可能有一台电脑吧，上网，查资料，给朋友发邮件，甚至玩游戏，你都离不开电脑。此外，你也许有一个一刻也不离身的手机，既能通话，还有摄影、录像、听音乐等多种功能。当你到超市购物时，你会发现任何一种商品都有神奇的条形码，它就是商品的"身份证"，能提供商品价格等信息。当你到医院去看病时，你也许不知道，那门诊大厅已经开始检查你的体温，看你是否发烧。当你和父母一道出门，乘飞机到外地度假，你在机场就得通过一道道安检，那里的电子警察可是铁面无私，你的背包甚至全身都将受到检查。

还有很多很多。这些，都是高科技产品。

随着科学技术的进步，高科技产品不仅在各行各业广泛应用，也进入寻常百姓家，成为我们生活中不可缺少的好帮手。

"我们身边的高科技"这套丛书，就是从当代与人们生活密切相关的各种高科技产品入手，简明扼要地介绍它们的科学原理、发明历史以及不断改进、不断完善的进程。由于高科技如今已渗透到各个领域，几乎无处不在，因此，这套从英国引进的丛书涉及的范围很广，内容很新，科学性很强，这是它的显著特色。从电子技术到刑侦器械，从太空探索到飞上蓝天，从环境保护到食品科技，从高速行驶到新型建筑，从现代医疗到人体健康，从绿色科技到未来能源，从生命奥秘到地球奇观，几乎包罗万象，凡是我们现在所能见到、想到的高科技产品，从这套丛书中都能找到生动、清楚的介绍，一定会让孩子大开眼界。

当然，丛书编者也没有忘记提醒读者，有些高科技产品也有两面性，它给人们的生活带来很大方便，改善了人类的生活质量，但也有负面影响。比如电脑黑客与犯罪，沉溺于网络游戏对青少年身心健康的危害，都要采取相应的防范措施，引起社会的高度关注。

这套丛书给人印象最深的是，高科技产品有一个共同特点，就是更新换代的速度特别快。今天的时尚产品很可能明天就被人们淘汰。这也说明，高科技的发明创造没有止境，它拒绝一成不变，始终追求不断创新。

这种现象提示我们，高科技的研究和开发空间非常广阔，智慧的火花在这里很容易点燃，形成新发明的动力。希望小读者从中受到启发，调动你们的想象力和创造力，为开发高科技新产品贡献你们的聪明才智，做一个小小发明家。

我相信，"我们身边的高科技"丛书将会成为引领你们走上科学之路的好向导，好参谋。

金 涛
科普作家，科幻小说家，
中国科普作家协会副理事长

WOMEN SHENBIAN DE GAOKEJI

我们身边的高科技

先进医疗　白衣天使

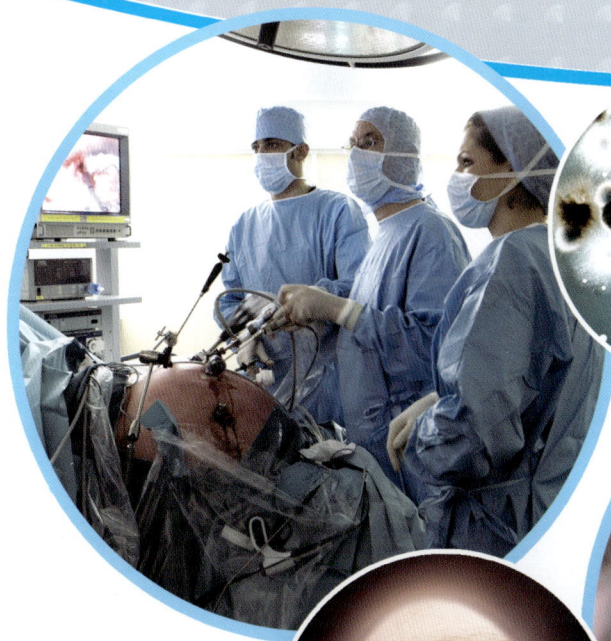

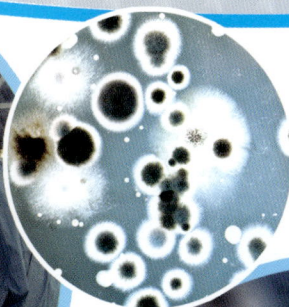

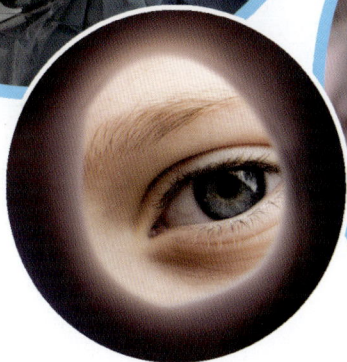

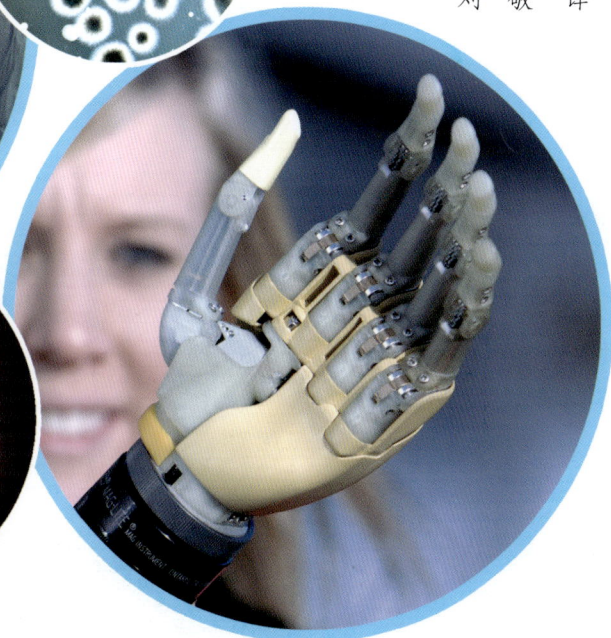

[英]安·弗里克
[英]温迪·马斯白瑟　编著
[英]伊芙·哈特曼

刘 敬 译

北方联合出版传媒（集团）股份有限公司
辽宁少年儿童出版社
沈 阳

ⓒ【英】安·弗里克 【英】温迪·马斯白瑟 【英】伊芙·哈特曼 刘 敬 2013

图书在版编目（CIP）数据

先进医疗·白衣天使/（英）弗里克，（英）马斯白瑟，（英）哈特曼
编著；刘敬译.—沈阳：辽宁少年儿童出版社，2013.1
　（我们身边的高科技）
　ISBN 978-7-5315-5841-5

　Ⅰ.①先… Ⅱ.①弗… ②马… ③哈… ④刘… Ⅲ.①医药卫生人员—少儿
读物 ②卫生服务—少儿读物 Ⅳ.①R192-49 ②R197.1-49

中国版本图书馆CIP数据核字（2012）第201490号

出版发行：北方联合出版传媒（集团）股份有限公司
　　　　　辽宁少年儿童出版社
出版人：许科甲
地址：沈阳市和平区十一纬路25号
邮编：110003
发行（销售）部电话：024-23284265
总编室电话：024-23284269
E-mail:lnse@mail.lnpgc.com.cn
http://www.lnse.com
承印厂：沈阳美程在线印刷有限公司
责任编辑：王 珏 孟 萍 周 婕 佟 伶
责任校对：贺婷莉
封面设计：王 珏 豪 美
版式设计：豪 美
责任印制：吕国刚
幅面尺寸：188mm×240mm
印　张：6　　　　字数：80千字
出版时间：2013年1月第1版
印刷时间：2013年1月第1次印刷
标准书号：ISBN 978-7-5315-5841-5
定　价：24.80元

目　录

怎么除去身上的文身？翻到31页，找找吧！

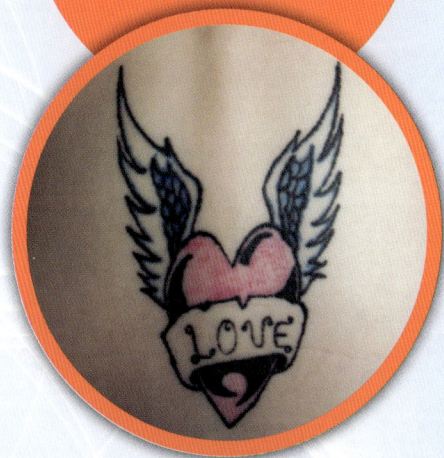

先进医疗

什么是纳米机器人？那就打开43页，看看吧！

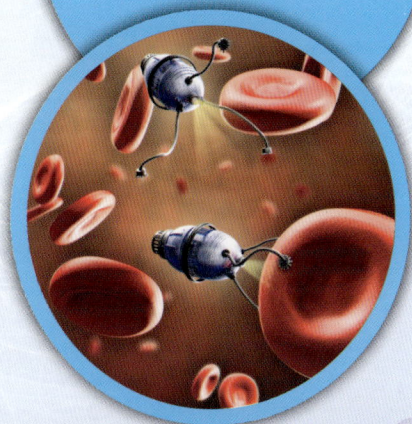

白衣天使

你知道血库是什么吗？翻到67页，找找吧！

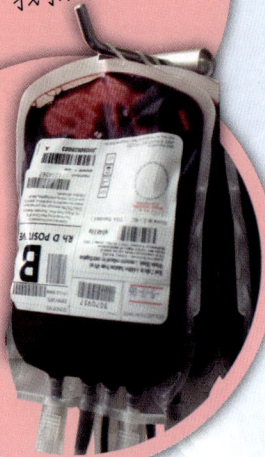

是谁创立了HEAL？那就打开84页，看看吧！

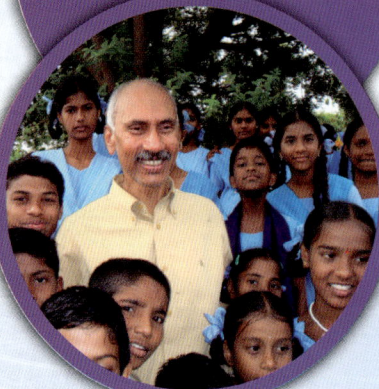

有一些字很特别，**像我这样**。有的词你可以在词汇表中找到详细的解释。画线的句子是重要的信息和定义，<u>像这样</u>。

先进医疗

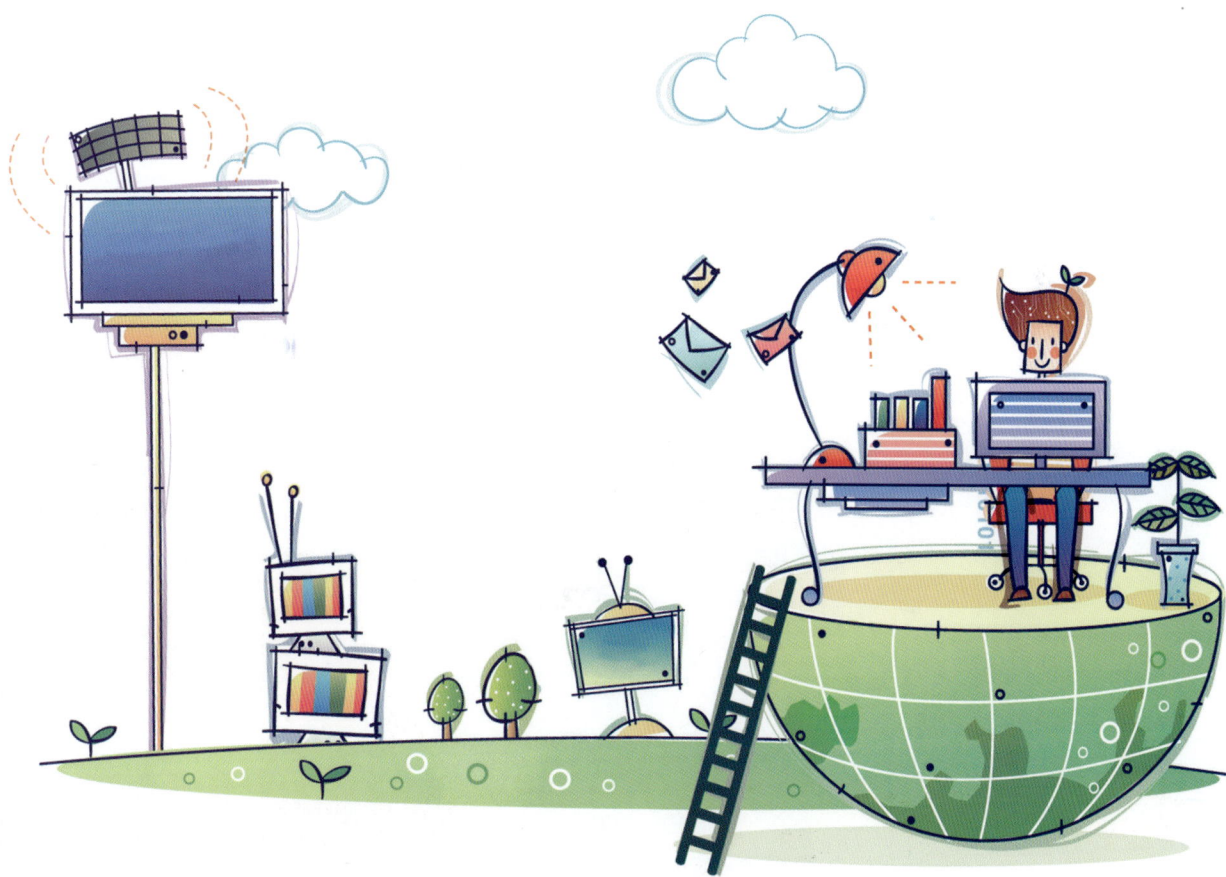

什么是医疗技术？

　　医生采取各种医疗方法帮助人们缓解病痛。一片普通的胶布可以用来包扎伤口，一束所谓**激光**的光线可以用来改善视力，一部**生命维持机**可以用来延长生命，而且一些经历过重病或**外科手术**的病人最终能得到痊愈，这一切都证明了医疗技术的重要作用。

研究人体内部

　　医生往往通过检查人体的内部情况来判断病痛之处，而大量的医疗技术就是用来协助医生的。通过X光技术可以检查人体骨折，而通过磁共振和电子X射线断层扫描技术，也能来检查人体内部器官，如肝脏、肺部等。

这是磁共振成像扫描的头颅内部大脑的图片。

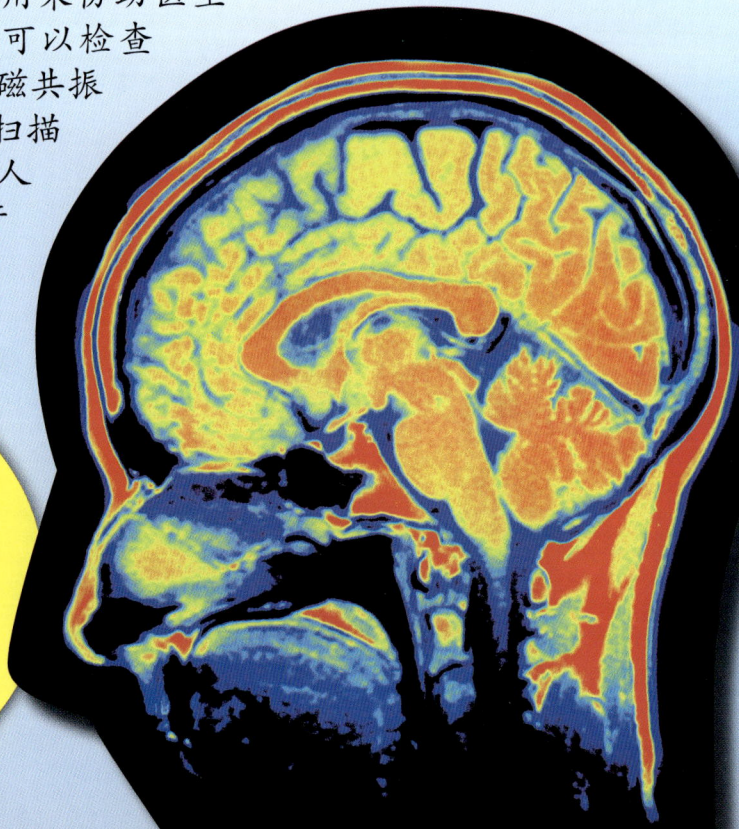

维持你的生命

如果病情严重，医生会利用各种医疗技术帮助你维持生命。一些医疗设备可以帮助你维持呼吸和血流畅通，而且在你不能进食的情况下供给你身体所需营养。另外也有一种医疗设备可以清除你体内的有害垃圾，从而保护你的身体不受伤害。这些负责身体正常运转的设备即为生命维持机。

要想让一个危重病人继续维持生命，则需要很多医疗技术的共同努力。

2008年，在英国和美国分别有1400万和3800万人因病入院，而几乎每个病人都需要医疗帮助，小到胶带，大到生命维持机。这些医疗帮助就是医疗技术。

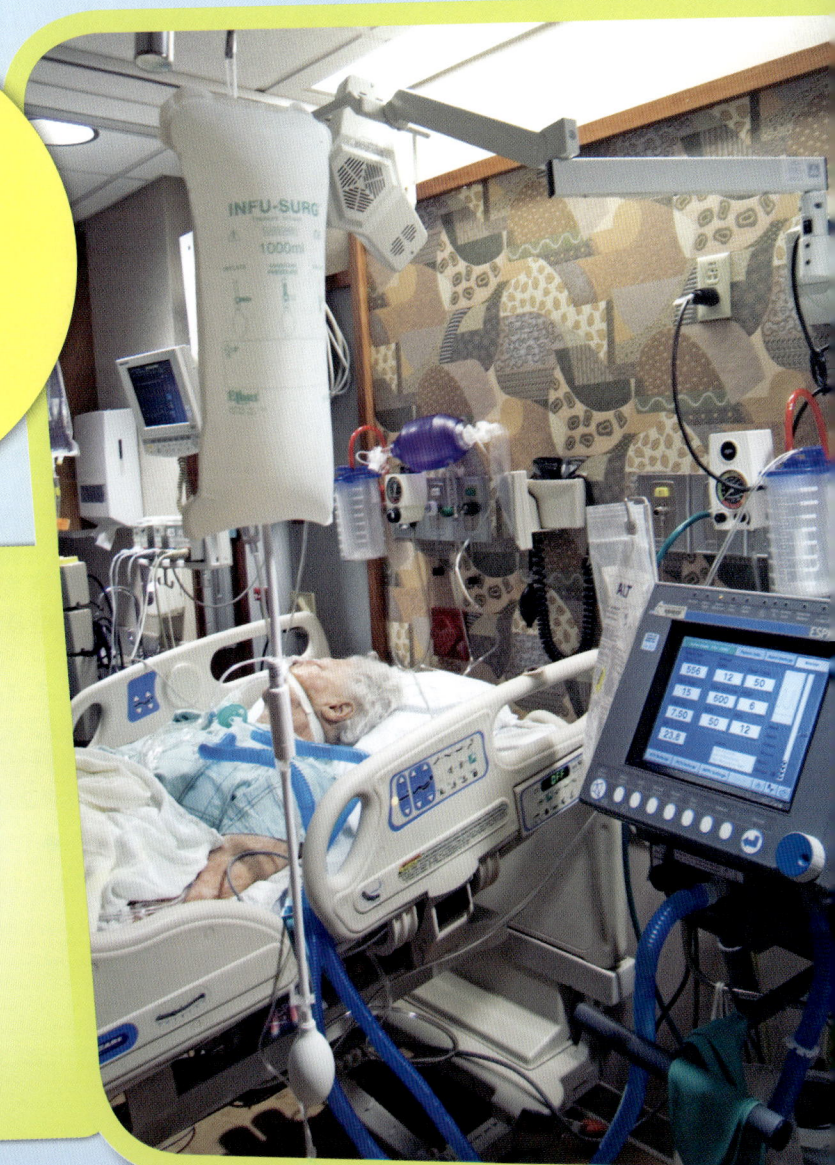

一些早期的医疗技术

千百年来，人们一直运用技术尝试着治愈疾病。一些早期的医疗技术有时候看上去让人很害怕——而且它的治愈效果也不好。

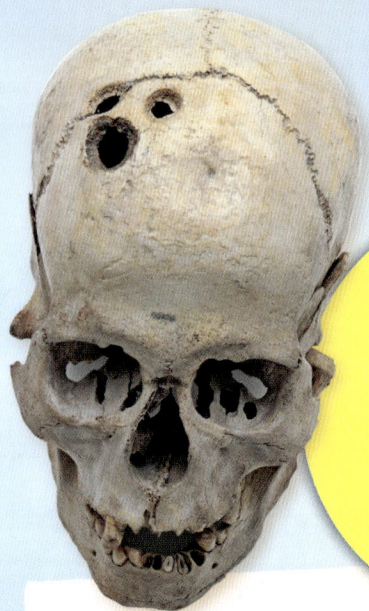

在史前时代，尽管没有医院，人们仍尝试着做脑部手术。

17世纪：

早期的外科手术

几百年来，只有当生命只剩下一线生机的时候，医生才给患者实施手术。为了让患者在手术中睡觉或者不让他们有疼痛之苦，医生除了让他们喝酒之外就别无他法了。很多人虽然忍受住了手术的疼痛，但是往往会死于术后感染（细菌进入伤口）。当时最好的外科医生只花几分钟就能把人腿锯下。

史前时代：

大脑手术

科学家发现了一些史前人类的头盖骨，上面有被打出的孔，他们称这为开孔技术。我们知道当时的病人活下来了，因为骨头已经在孔周围愈合了。科学家认为史前人类用这种方法来治疗昏厥和头痛。他们可能以为这样可以把头颅里的恶魔驱赶走。

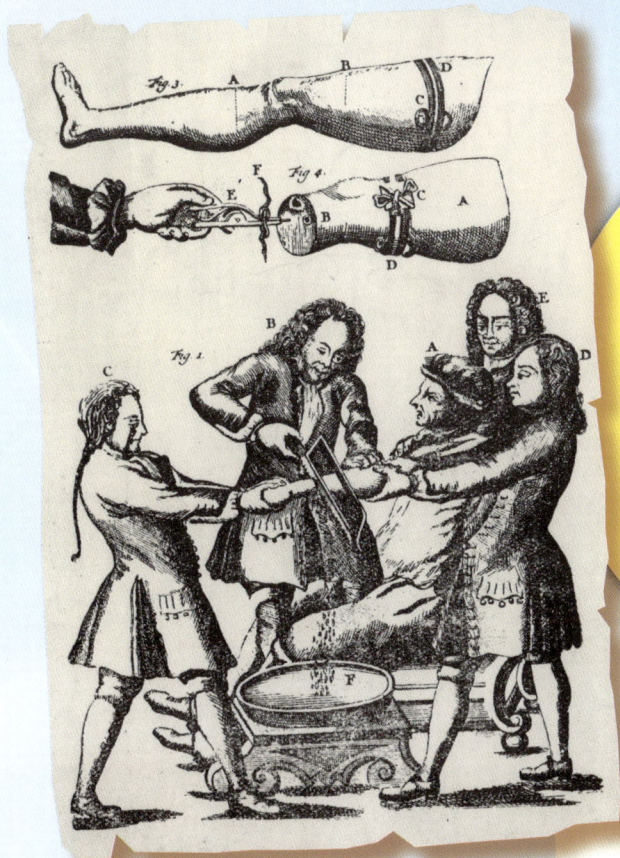

早期的外科医生只有在患者被按住的时候，才能迅速实施手术，而且动作很快。在18世纪50年代还没有止痛针。这幅图就是当时医生为病人治疗的情景。

19世纪：

生育变得更安全

在过去，很多妇女死于生育之苦。早在17世纪，人们发明了产钳，但是一直到19世纪它才开始被大规模推广和使用。如果妇女生产过程中胎儿被卡住，产钳可以帮助产妇顺利产下胎儿。它已经挽救了成千上万妇女和婴儿的生命。

20世纪：

听诊器的问世

1816年，人们发明了听诊器。听诊器能让医生听到心脏跳动的声音。当你呼吸的时候，医生能够听到空气在你肺部的流动情况。它还可以帮助医生发现很多其他的疾病。听诊器虽然是一种小巧简单的医疗器械，但是却能诊断出多种疾病。

19世纪

20世纪

疾病诊断

　　如果你生病了，医生会帮你找出病因，为你治疗。一名好的医生可能会用听诊器来找出病因所在。另外，医生也会采取一系列不同的医疗手段来作出诊断，发现到底是身体的哪一部分出了问题。

验血

　　很久以来，验血就是一种非常重要的用于检测病因的手段。细胞是形成所有的生物体的极小的单位，而科学家可以培养出一种特殊的细胞——**单克隆细胞**，然后进一步合成单克隆抗体。单克隆抗体是一种特异性抗体，它能够体现体内化学物质或细胞的指标情况，医生通过检测，可以在你发病之前诊断问题的所在。

　　怀孕检测就是运用单克隆抗体迅速地判断女性是否怀孕。之后，孕妇会得到良好的医疗护理。图中的杠表明这位妇女已经怀孕。

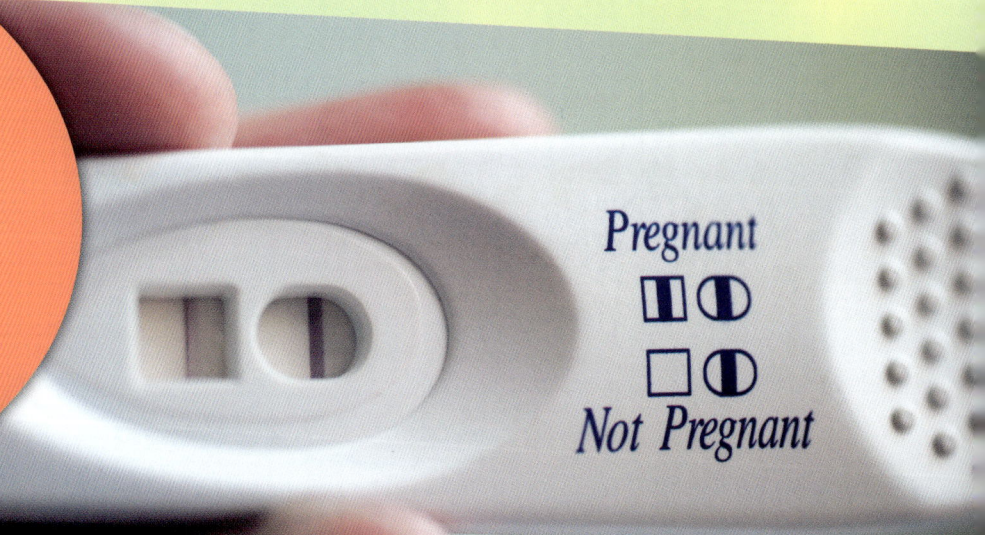

Pregnant

Not Pregnant

单克隆抗体的应用

在很多实验中，单克隆抗体用于治疗癌症。它们可以为那些还没有疾病迹象的人做检测。利用单克隆抗体能检测出哪些**微生物**引起感染。这一点很重要，因为治疗早期的癌症会给你最好的康复机会。这意味着医生能够对症下药让你的身体恢复得更快。

观察细胞

显微镜是另一种重要的医疗技术仪器。它能将微小的物体放大到几千倍。在显微镜下，医生能够清楚地看到癌细胞的生长状态，细胞内部发生的变化。它们也能辨别出引起感染的不同**细菌**，这样一来，医生就能够对症下药。

细菌是非常小的生物体，但是能够引起疾病。

显微镜下医生能知道癌细胞的生长状态。医生经常是将病患身体的一小块组织切下来，在显微镜下做检验。电子显微镜能够将细胞放大到几千倍，医生能够利用它们判断是什么细菌引起疾病。

观察人体内部

想诊断你究竟得了什么病，医生通常可以不需要开刀去检查你身体内部的情况，是医疗技术使之成为可能。

X射线和CT扫描仪

使用X射线诊断疾病已经有100多年了，目前X射线仍然是观察骨折最有效的方法。X射线是由特殊类型波长的光生成的。这种光能够穿透身体的软组织到达骨骼和牙齿，所以在照片上你能看到这些骨骼的影像。我们把这种能够显示骨骼的特殊照片叫作X光片。

CT/CAT扫描仪运用X射线和计算机通过对人体检测，共同生成很多身体图片。这些图片非常清晰。计算机将这些信息组合在一起合成一幅完整的人体内部的三维立体图片。医生可以利用这些图像诊断出疾病，从**肿瘤**（癌肿块）到心脏疾病。

这幅X射线图显示了骨折手臂的侧面和正面。

谁发现了 X射线 ？

X射线在1895年由威廉·伦琴发现，当时他正在研究真空管。他不知道这东西是什么，所以他称它们X射线，或X光。

更多观察身体内部的方法

· 医生也采用超声波技术。这种声音的振动频率太高，人类根本听不见，同样超声波能够穿透身体。

· 磁共振成像扫描（MRI scans）会提供一幅清晰的身体内部图片，而且使用起来很安全，可以帮助医生诊断很多种疾病。

· 内诊镜是一种很微小的照相机，可以放置在身体内部。它被用来诊断身体的疾病，甚至能够进行外科手术。

· 分子影像（PET imaging）帮助医生找到癌症病变的微小区域。它也可以对大脑进行很好的观察。

CT扫描仪是一种大型的机器。它的中部有一个通道。病人躺在操作台上，操作台可以从通道内滑进滑出。当然，为病人全身照相也不会花太多的时间。

药 物

　　药物的使用会使你感觉更好。即使它不能彻底治愈你的疾病，也会使你的身体感觉更舒服。药物也可以帮助你抵御疾病。<u>通常医生也给人体注射疫苗，这样你的身体能知道如何去抵抗细菌和**病毒**</u>。通常情况下，你可以简单地吞食片状的药物，也有一些药物需要特殊技术的辅助才可以被身体吸收。

哮喘病

　　哮喘病是儿童和成年人的常见病。哮喘病来袭时，运送气体至肺部的气管里层膨胀起来，气管周围的肌肉收缩变紧，气管则收缩变窄。这使得肺部气体的吸入与呼出变得困难。因而，此时应尽快向肺部注入药物，使气管周围的肌肉得到放松，减轻气管里层膨胀，使呼吸变得通畅。

专门应对肺部问题的药物

　　哮喘病药物通过使用能入口的喷雾器被送入口腔。药物喷雾会被人体吸入。

　　通过吸入器用药可以使哮喘病的症状减轻。它们也可以作为日常备用药来减少哮喘病的突然发作。

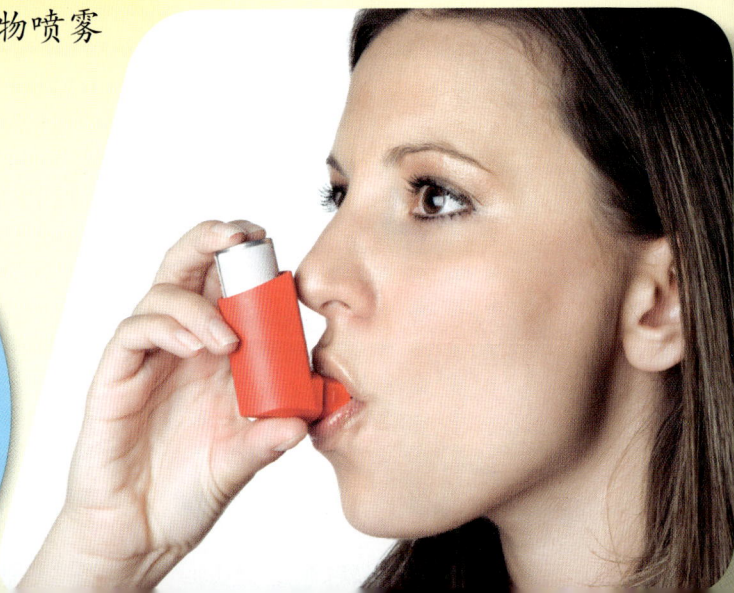

药物注射

一些药物需要被直接注入血管或肌肉中，这通常通过注射、泵、输液来实现。一些人患有一种被称作糖尿病的疾病，他们的身体无法分泌胰岛素。而胰岛素则是被用来帮助细胞从血液中吸收糖分。

一些患有糖尿病的人（被称作糖尿病患者的人）需要每天给自己注射几次胰岛素。而一种治疗糖尿病的新方法则是用一个胰岛素泵，这种装置可以把胰岛素随时注入皮下。现在越来越多的糖尿病患者正在使用这种胰岛素泵。

聪明的点子：

一些人对某种特定的药物或者食物过敏。如果他们的过敏反应强烈的话，可能会导致呼吸和心跳停止。为了避免这种情况发生，他们始终携带着肾上腺素。肾上腺分泌物中有种化学物质叫作肾上腺素，这种激素可以很容易地被注入肌肉组织，并且可以有效地阻止过敏反应，所以肾上腺素可以挽救生命。

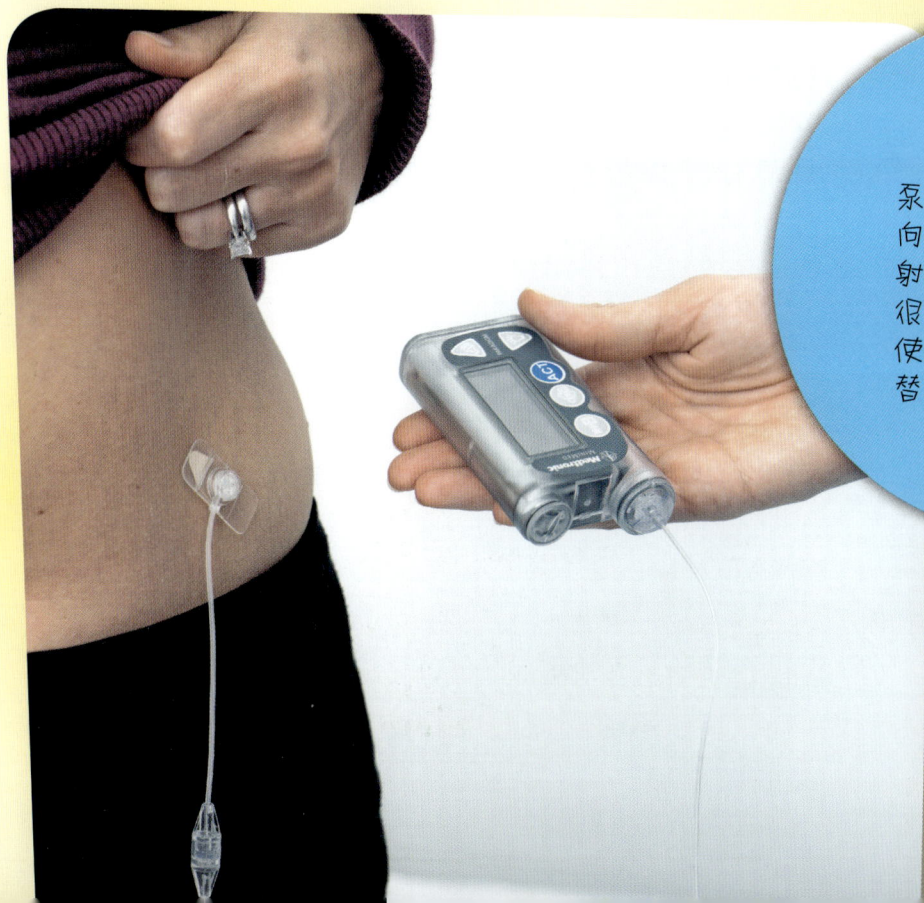

这种胰岛素泵会每天24小时向你的血液中注射胰岛素，现在很多糖尿病人都使用这种泵来代替注射。

17

外科手术

在实施手术过程中，医生会深入人体内部去治愈疾病或者修复受损的不能正常工作的器官。随着医疗技术的发展，外科医生能够成功地完成越来越多难度惊人的手术。

化学睡眠

现代外科手术依赖**麻醉**（通过药物作用使身体失去知觉）。麻醉确保你在手术过程中感觉不到疼痛。普通麻醉会使你进入深度睡眠状态。现代麻醉非常安全。麻醉药可以通过注入血管或从口吸入而进入身体。在你处于深度睡眠状态时，仪器会为你检查心跳、血压和呼吸等。

开放性手术

外科医生必须打开体腔深入到内脏器官进行手术。现在手术室里的很多高科技在确保手术的安全性上作出最大的努力。手术室内有种特殊的聚光灯能让外科医生手术时看得很清楚。借助于各式各样工具的帮助，外科医生手术的操作就变得更加容易了。这些工具有的是用来止血的，有的是用来防止人休克的。

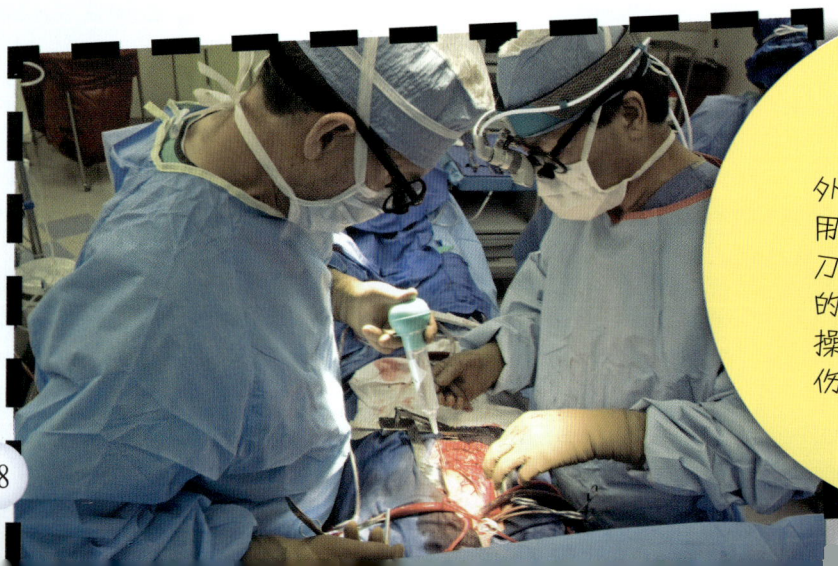

对于很多手术，外科医生仍然需要用非常锋利的金属刀——手术刀将患者的身体剖开进行手术操作，之后再用针将伤口缝合。

解剖和缝合

现在，医生可以不用手术刀了。激光和微小、高压的水流喷射器可以用来切割身体组织。针缝合技术虽然仍在手术中使用，但是越来越多的外科医生开始使用一些特殊的胶水将组织黏合，因为这样可以使伤口出血少，愈合快。

对于微创手术，外科医生能够在屏幕上清楚地看到自己的手术操作情况。他们从病患体外来控制手术工具。

微创手术

腹腔镜手术越来越多地应用于临床。外科医生将一种带有微型摄像头的器械插入腹腔内。首先在患者身体上打一两个小孔，这些器械经过这些小孔进入体内。这种手术不会留下大的伤疤，而且伤口能很快愈合。

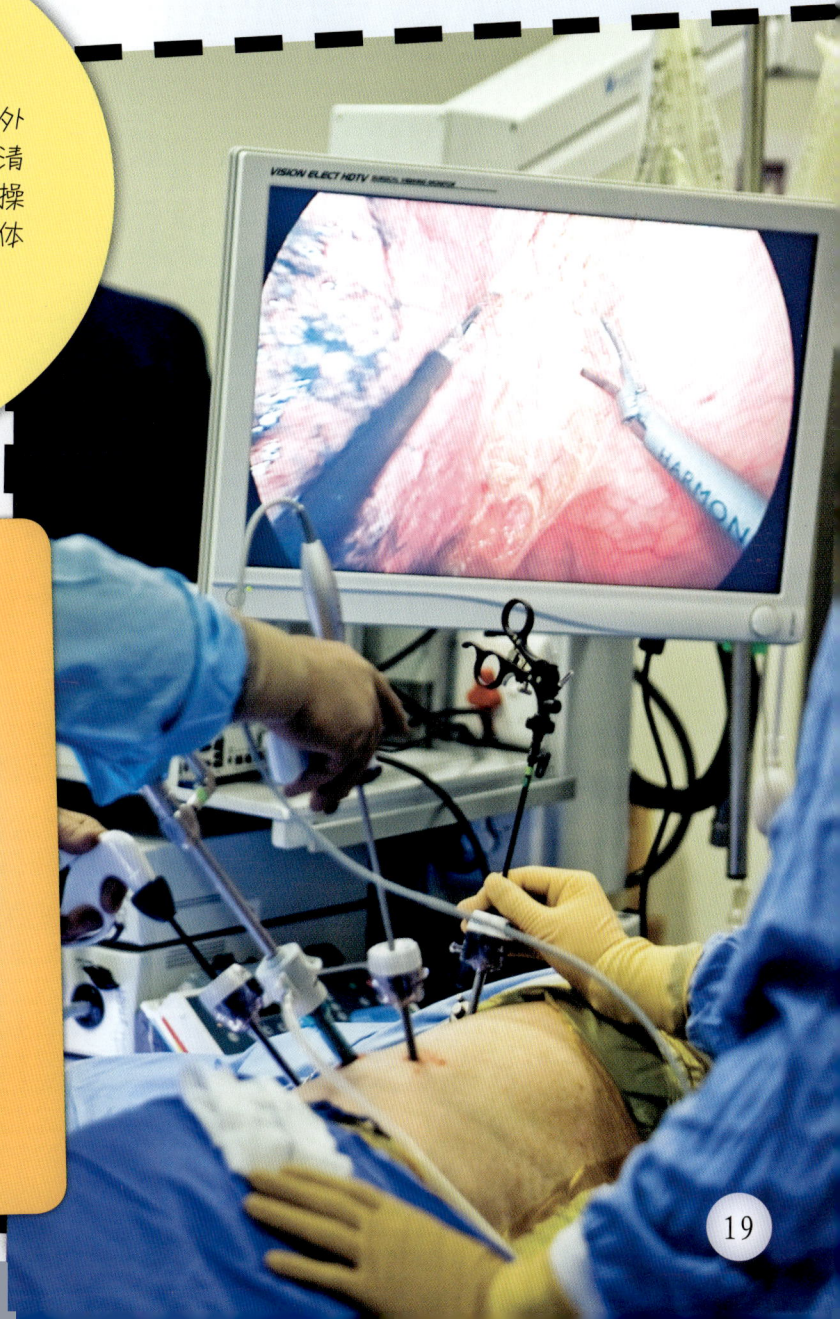

机器人的外科手术

在一些医院里，机器人在外科医生的控制下可以进行外科手术操作。机器人外科手术正变得越来越普遍。机器人可以做非常细致的缝合工作，并且它们的手从来不会发抖！

细致入微的手术

用来做手术的机器人能够从事十分困难和繁杂的手术工作。机器人的一举一动都在外科医生的严密操控之下完成。医生们期待：在未来，机器人手术能够使眼部、耳部和大脑的手术变得更加容易和安全。

远程手术

机器人外科手术完成了我们意想不到的事情。在2001年，一个住在法国斯特拉斯堡市的妇女接受了一次微创手术。然而做手术的外科医生却在美国。他们之间的距离有6500千米。一位美国医生和一位法国医生通过与手术室相连接的计算机来控制这位在法国正在为患者进行手术的机器人。迄今为止，许多远程手术被成功地完成。这就意味着那些具有特殊技能的外科医生可以帮助全世界更多的病人。

谁能做到？

机器人外科手术

机器人外科手术背后最主要的科学家就是英国的布莱恩·戴维斯教授。1988年他研发的第一款机器人，从患者身上取下了组织。他那款最著名的机器人被用来做膝盖手术。

人类外科医生控制在手术室中工作的机器人外科医生。

麻醉师使病人进入睡眠状态

病人

护士

手术室监控

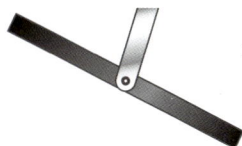

机器人的爪能够像人手那样灵活运动

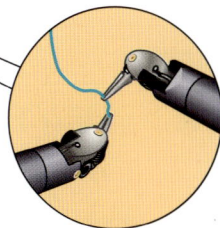

助手

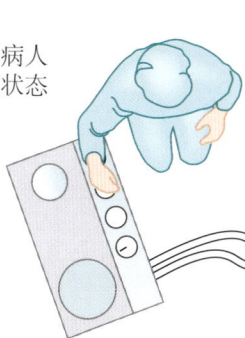

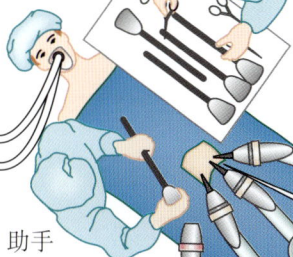

机器人

外科医生小心翼翼地移动手臂就好像在做手术一样

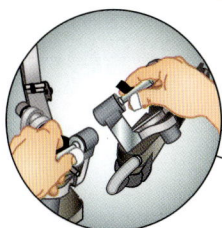

外科医生在操作台

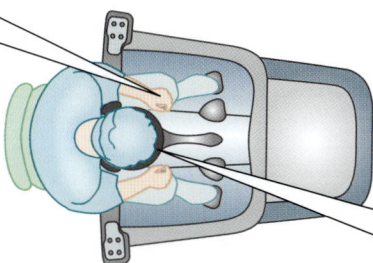

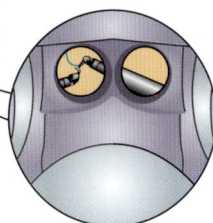

手术中的医生所用的头盔让医生能够看到三维立体的手术过程

心脏、外科手术和技术

在美国和英国，心脏疾病造成的死亡的数量远远大于其他疾病。然而，比起以前，现在一些令人震惊的手术和先进的技术正在告诉我们，医生有更多的方法去挽救那些患有心脏疾病的人。

人类的心脏

人类的心脏就是一个肌肉包。它将血液从心室内泵出来运送到肺部，并且获得氧气之后又将血液输送到全身。一生中，你的心脏每分钟会跳动60~70次。心脏拥有瓣膜。这些瓣膜就像大门一样防止血液流错方向。心肌从冠状**动脉**获得养分和氧气的良好供给。

这些常见问题能够让心脏停止正常的工作。

心脏外部

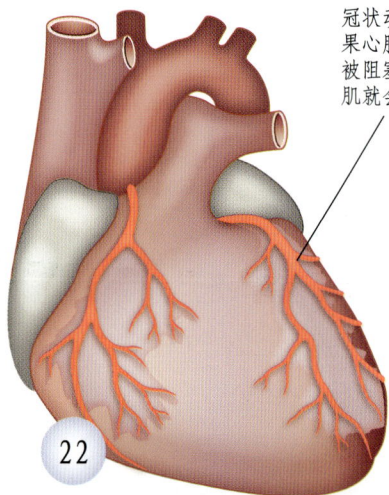

冠状动脉——如果心脏冠状动脉被阻塞，那么心肌就会坏死

心脏起搏区域控制着基本的心跳——如果这里出了问题，心跳就会过快或者过慢

心脏内部

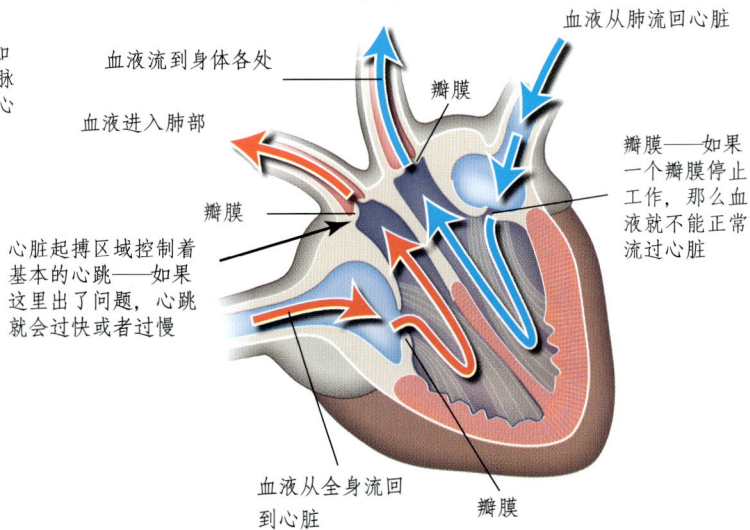

血液从肺流回心脏

血液流到身体各处

血液进入肺部

瓣膜

瓣膜

瓣膜——如果一个瓣膜停止工作，那么血液就不能正常流过心脏

血液从全身流回到心脏

瓣膜

心脏问题

很多原因会使你的心脏出问题。如果冠状动脉狭窄或者被堵塞，心肌就得不到它所需要的养分和氧气，那样就会引发心脏病；如果瓣膜不能正常工作，或者心率出现了问题，血液就不能被正常地输送到全身各处。

心脏检查

当你爬楼梯的时候感觉到呼吸困难，或者锻炼的时候感到胸闷，医生会对你的心脏进行检查。检查心脏的方法不止一种。

·**超声波扫描**（见本书第32页）能够让医生知道你的心脏瓣膜是否出现了问题。

·**CT扫描**清楚地显示心脏各个部分的细微之处，并且能够检查血管是否完好。

·**血管造影检查**中，一种在X射线下能显示的药液注入血管内，之后心脏在X射线的照射下，医生能够清楚地看到心脏冠状动脉。

心脏事实

心脏病是非常常见的一种疾病。在英格兰，心脏病已成为致命的第一大杀手。每年英格兰都有大约11万人患上心脏病。

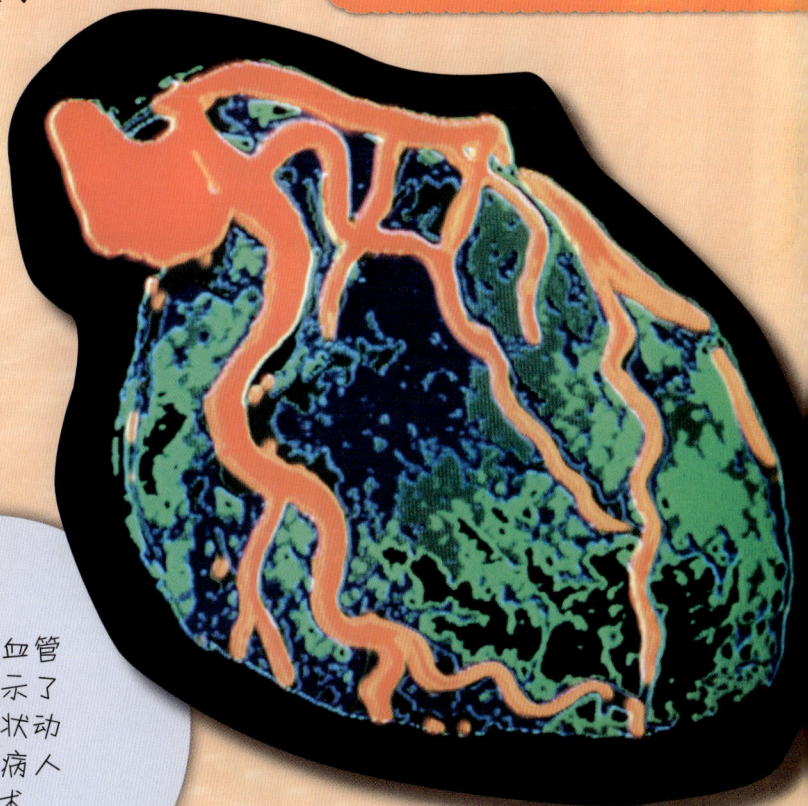

这幅血管造影图显示了健康的冠状动脉。这位病人不需要手术。

23

搭桥手术和支架

　　长期以来，医生用身体其他部位的一小部分的静脉血管来代替狭窄或者阻塞的血管。这种手术叫作搭桥手术。这种手术目前已应用于临床，但是费用昂贵并且需要麻醉。

　　今天的医生经常会用**支架**来打通血管，让血液能够再次循环。支架是一个置于动脉内的金属网。动脉将载有养分和氧气的血液输送到全身。一个微型的气球鼓起来将血管和支架同时撑开。很多支架能够携带药物，药物会防止血液黏稠和动脉堵塞。

这组图表明：

(1) 动脉阻塞；

(2) 支架安置入动脉血管里；

(3) 支架撑开；

(4) 支架留在动脉血管里。

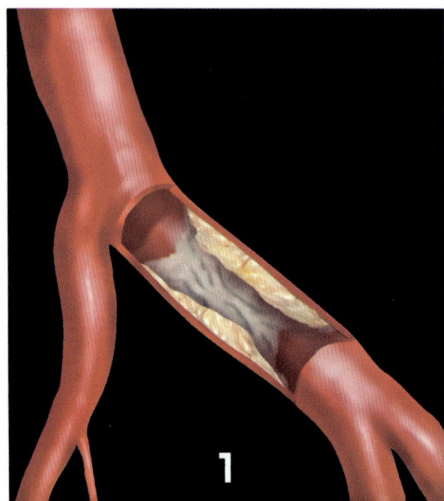

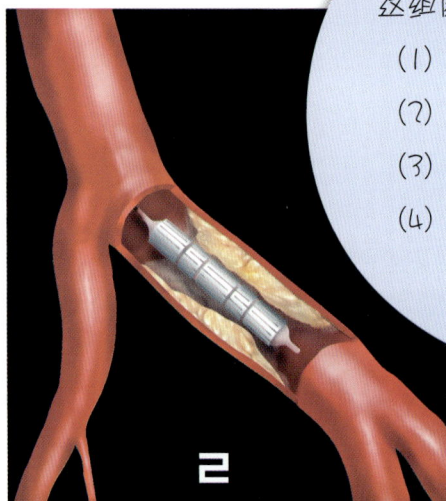

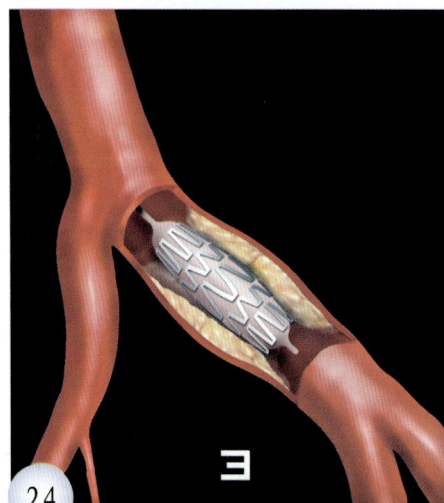

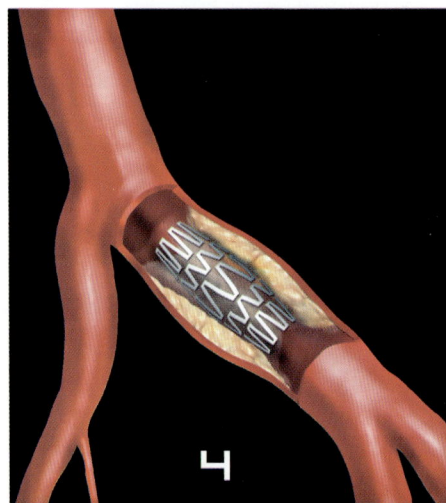

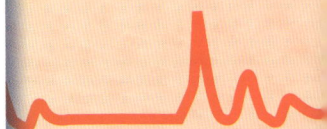

控制心率

如果你的心跳过快或者过慢，那么你就会生病。植入人体内的心脏起搏器会通过电线与心脏相连接。心脏起搏器给予心脏规律而微小的电击刺激，使心率恢复正常。

更换心脏瓣膜

瓣膜是心脏控制血流的大门。如果瓣膜出现破裂，就需要通过开胸手术来更换它们。医生将胸腔打开，将新的瓣膜植入心脏。这种人造的心脏瓣膜由金属和塑料制成。当然，瓣膜也可以从动物身上提取，例如，猪或者牛。

聪明的点子：

如果一个人心脏病发作，那么他的心脏就会停止跳动。一次可控的电击能够让心脏再次起跳。心脏复苏机就能办到这一点。它们一般在医院里被使用，但在购物中心、酒店和体育馆里面有时也会配有。它已经挽救了太多的生命。

心脏复苏机利用电击让已经停止跳动的心脏再次起跳。

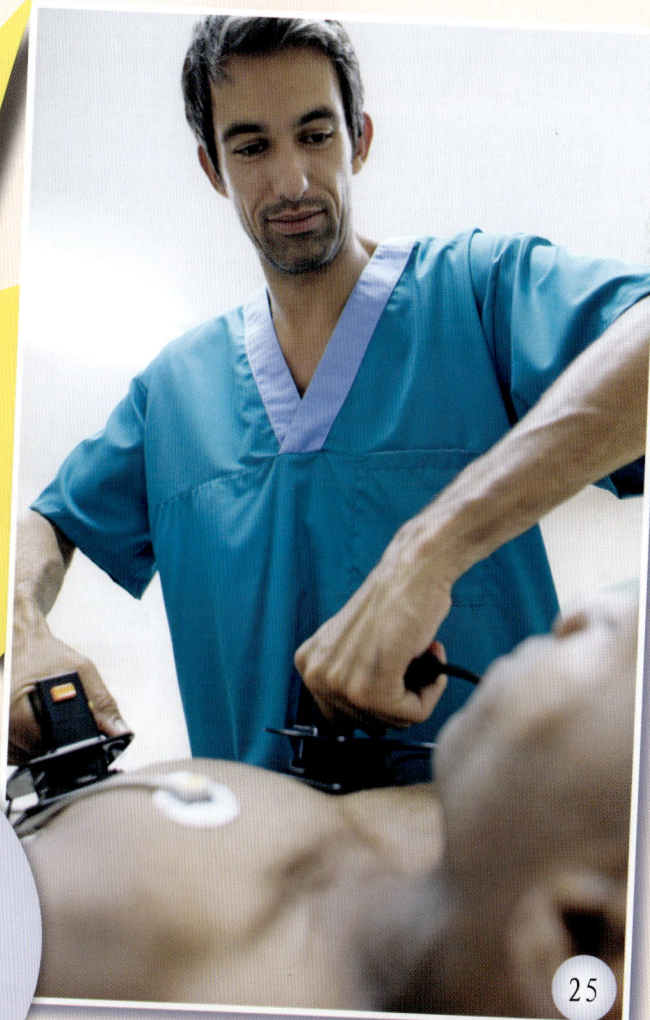

25

心脏移植

有时候心脏严重受损或者染上了重病，医生也无能为力。那么挽救病人生命的唯一办法就是对病人进行心脏移植手术。新的心脏来源于那些决定死后将自己的器官捐献给他人的器官捐献人（器官捐献者）。移植脏器必须尽快地移植到所需病人体内。

心脏连接

为保证移植心脏健康完好，它被放在特殊化学仪器里，保证低温状态。从一家医院到另一家医院它可能要被运输成百上千千米。

来自英国的汉娜·克拉克，2岁时接受了心脏移植手术。她自己的心脏还留在体内，10年后，汉娜的心脏功能完全恢复了，移植的心脏也被取出。

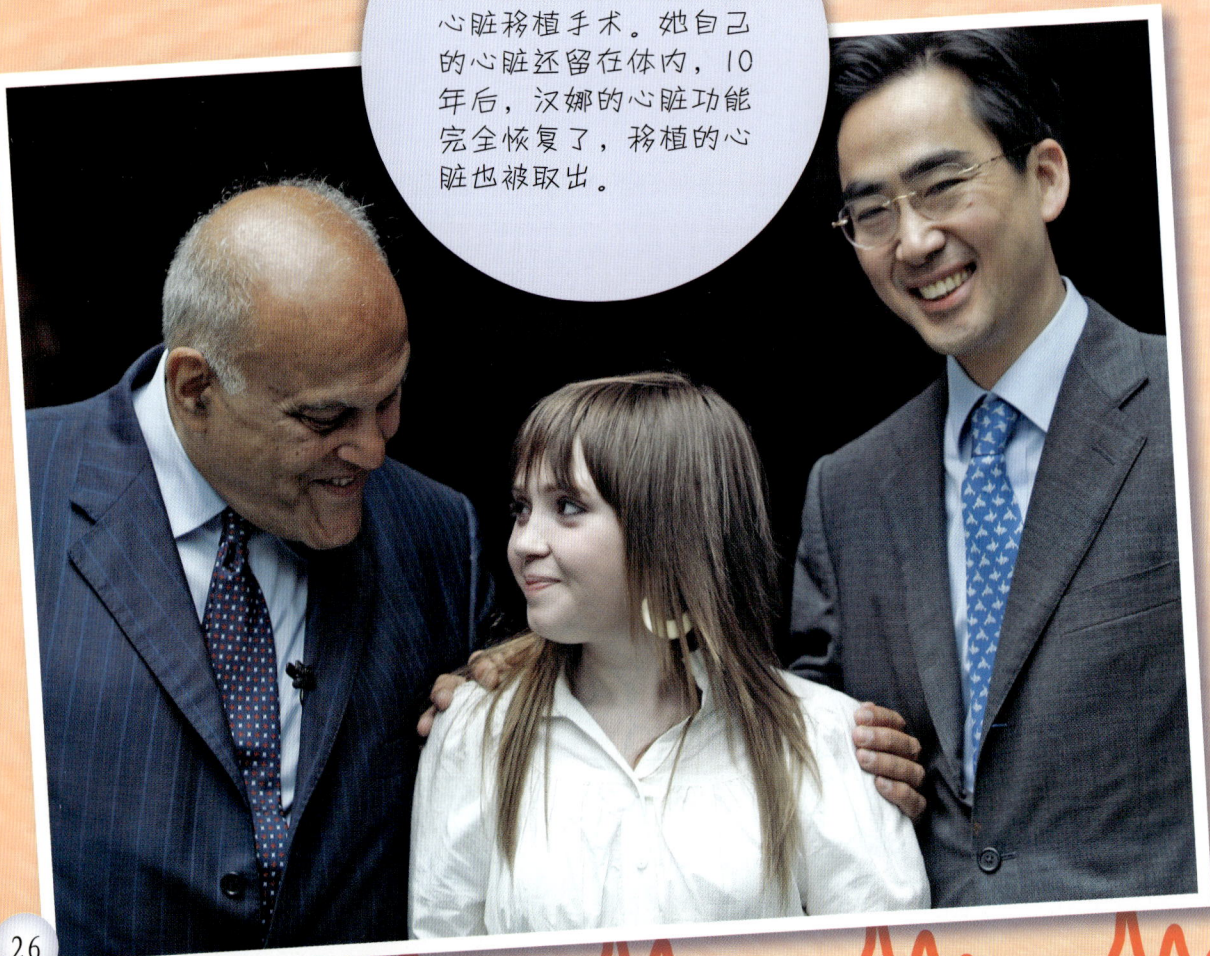

心脏辅助

由于找不到足够的心脏捐献者，科学家和医生不得不试着研制人造心脏。左心室辅助器能够帮助心脏跳动直到心脏恢复功能，能靠本身进行工作。左心室辅助器也可以帮助患病的心脏持续工作很长时间，直到找到合适的捐献心脏为止。

人造心脏

完整的人造心脏在临床上用来延长患者的生命，一直到能够找到捐献的脏器。虽然在这方面已经有很多的成功案例，但是这种心脏仍然有很多的缺点。2011年，一个由法国科学家组成的团队，对人造心脏展开实验。他们希望在不需要移植的情况下，这些人造心脏能够代替患病的心脏。美国科学家团队也紧随其后研发了一种永久性人造心脏，准备在患者身上进行实验。

谁做了那些？

心脏移植

1967年，在南非的克里斯安·巴纳德博士进行了第一例心脏移植手术，患者名叫路易斯·渥施坎斯基。而器官捐献者是23岁的丹尼斯·达维尔，她死于一场交通事故。虽然路易斯带着他的移植心脏仅活了18天，但是这仍然是医学领域的巨大突破。

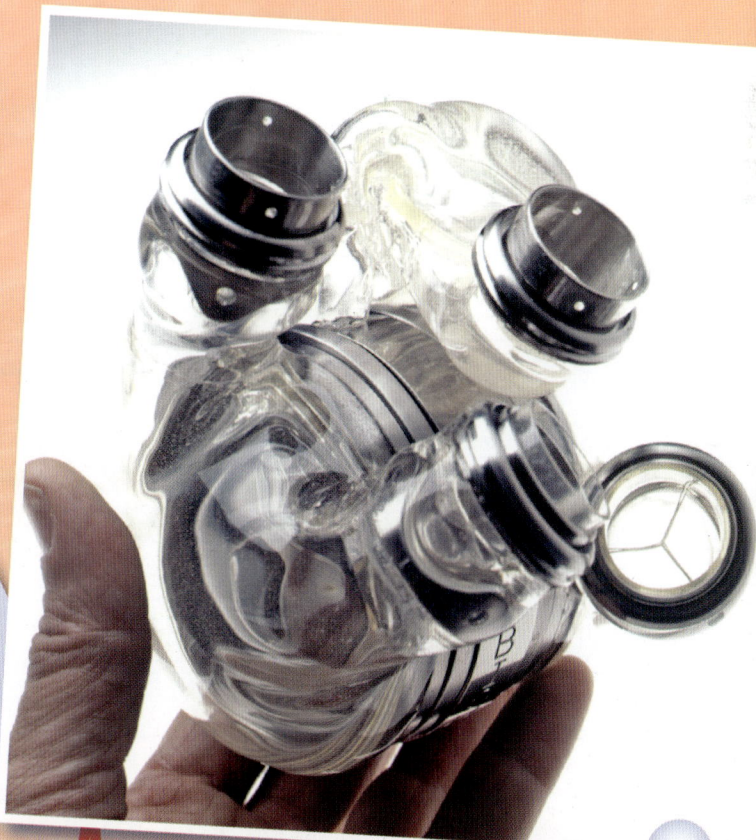

这就是第一颗人造心脏，它完全代替了人类的心脏。患者安装人造心脏之后活了151天。

生命支持

身体内的细胞时刻都需要养分和氧气的供给。细胞所产生的废物对人体是有害的，所以你需要将其排出体外。但是在进行像心脏手术这样的大手术过程中或者你本身患有严重的疾病时，你的身体不能进行正常工作。这时，医疗设备开始发挥作用了。生命支持机能够维持你的生命。

这幅图显示了人在使用生命支持机时，所有参与过程的情况。

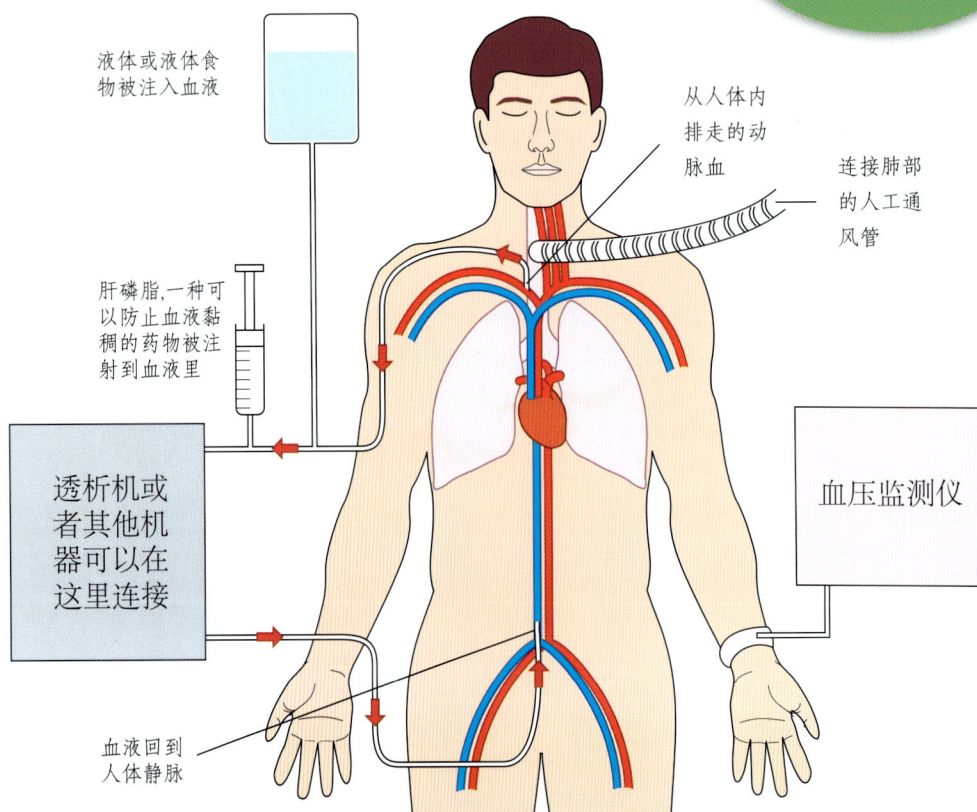

液体或液体食物被注入血液

从人体内排走的动脉血

连接肺部的人工通风管

肝磷脂,一种可以防止血液黏稠的药物被注射到血液里

透析机或者其他机器可以在这里连接

血压监测仪

血液回到人体静脉

生命支持

根据患者病情的需要，不同的生命支持机有着不同的作用。有些机器能够代替心脏和肺的功能。有的机器可以将血液从人体内抽出过滤再将氧气注入血液。它们也把血液中的废物——二氧化碳滤出来。再把泵出的血液流回全身。生命支持机时刻监测着血液的温度以及氧气和二氧化碳的水平。早期的生命支持机被叫作心肺复苏机。

肾脏透析机

一台完整的生命支持机包括一台与之相连接的肾脏透析机。它代替肾的功能，把废物排出，清洁血液。它也可以保持血液中盐和水的平衡。

如果你的肾脏出了问题，你需要每周进行几次肾脏透析来维持生命和缓解病情。

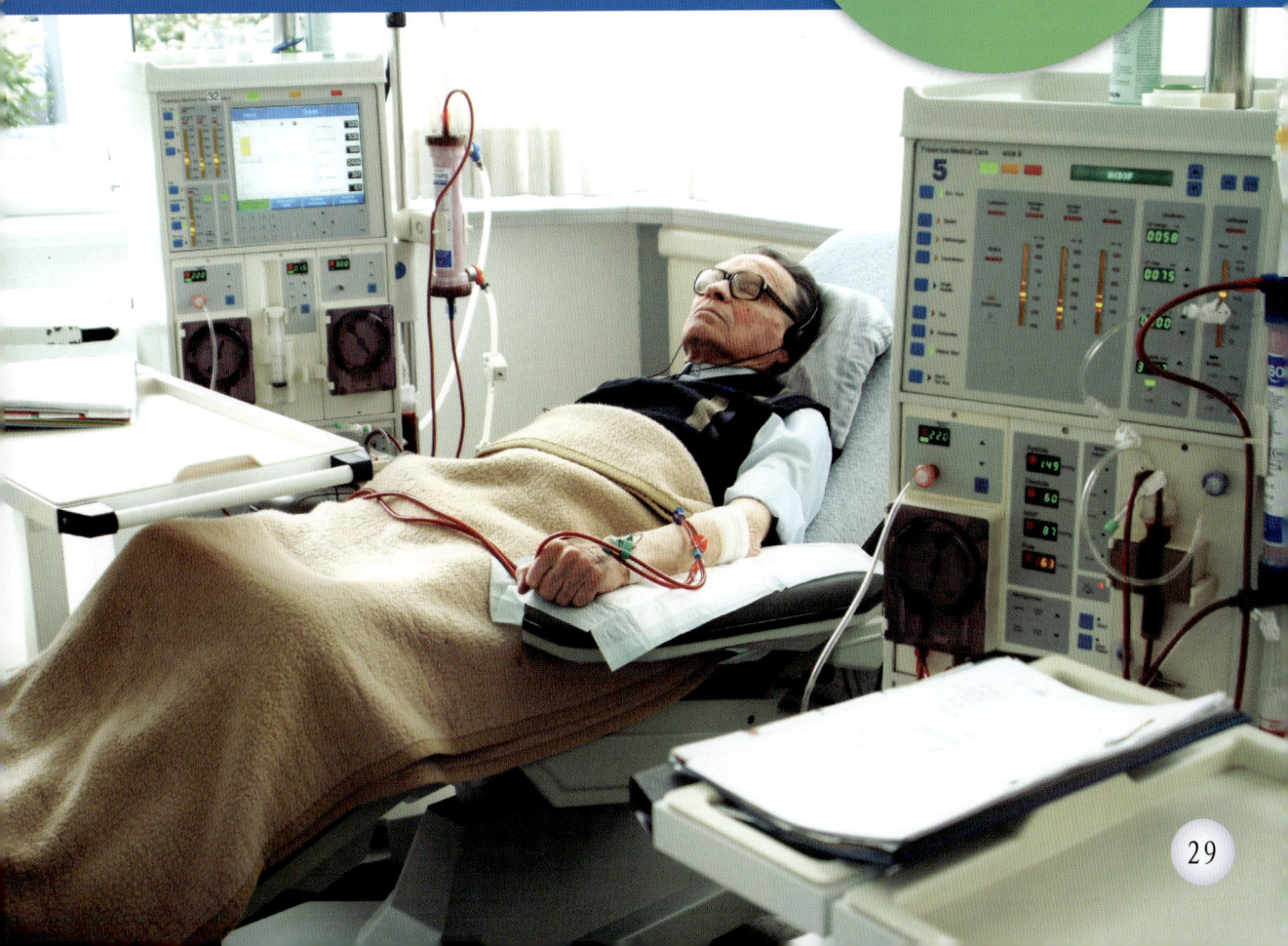

激光和超声

　　激光是一种非常明亮而且含有大量能量的光线。医生正在研发新的激光技术以用于医疗领域。而超声扫描是运用超声波来观察你的身体内部。

激光技术和眼科手术

　　较小的激光能量集中到一个很微小的区域，会使得那里变得灼热而且定位精确（准确）。所以，激光是切割和封闭伤口最理想方法。

　　近视眼就是人能看清近处的东西却看不清远处的东西，而远视眼的情况恰恰相反。这些眼部问题是因眼球变形所引起的。在眼科治疗近视眼手术中，医生用激光除去眼睛上的薄层来校正眼球的形状。激光手术之后，人们就不需要戴眼镜或者隐形眼镜了。

利用激光除去眼睛表层的微量组织你就能得到好视力。

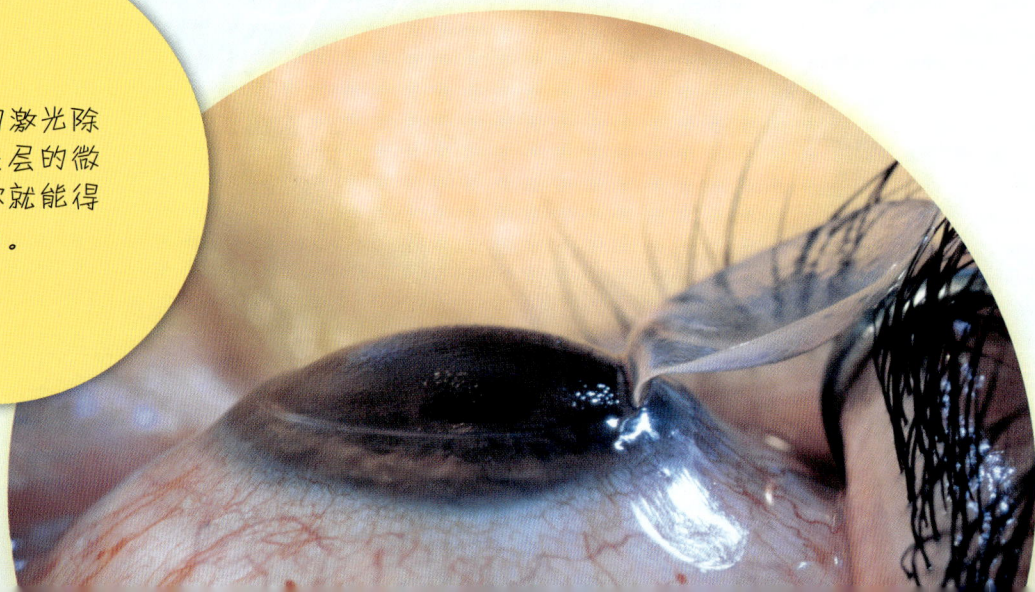

疤痕和文身

因为激光能够切割很薄的人体组织，所以它们能够用在整形手术中除去疤痕和胎记。

激光和癌症

医生发现激光在手术中有更多的用途。因为激光很热，所以它们能够封闭任何被切割的血管而且让血流得更少。激光能够清除癌症肿块、摧毁癌细胞。其他方法治不了的肿瘤，用激光可以使肿瘤萎缩，减轻疾病对患者的折磨。激光甚至能深入到大脑内部的肿瘤组织。

飞快地工作

在为眼睛做激光手术的时候，每一束光线能够除去眼睛前部0.001毫米（百万分之39英寸）厚度的组织。

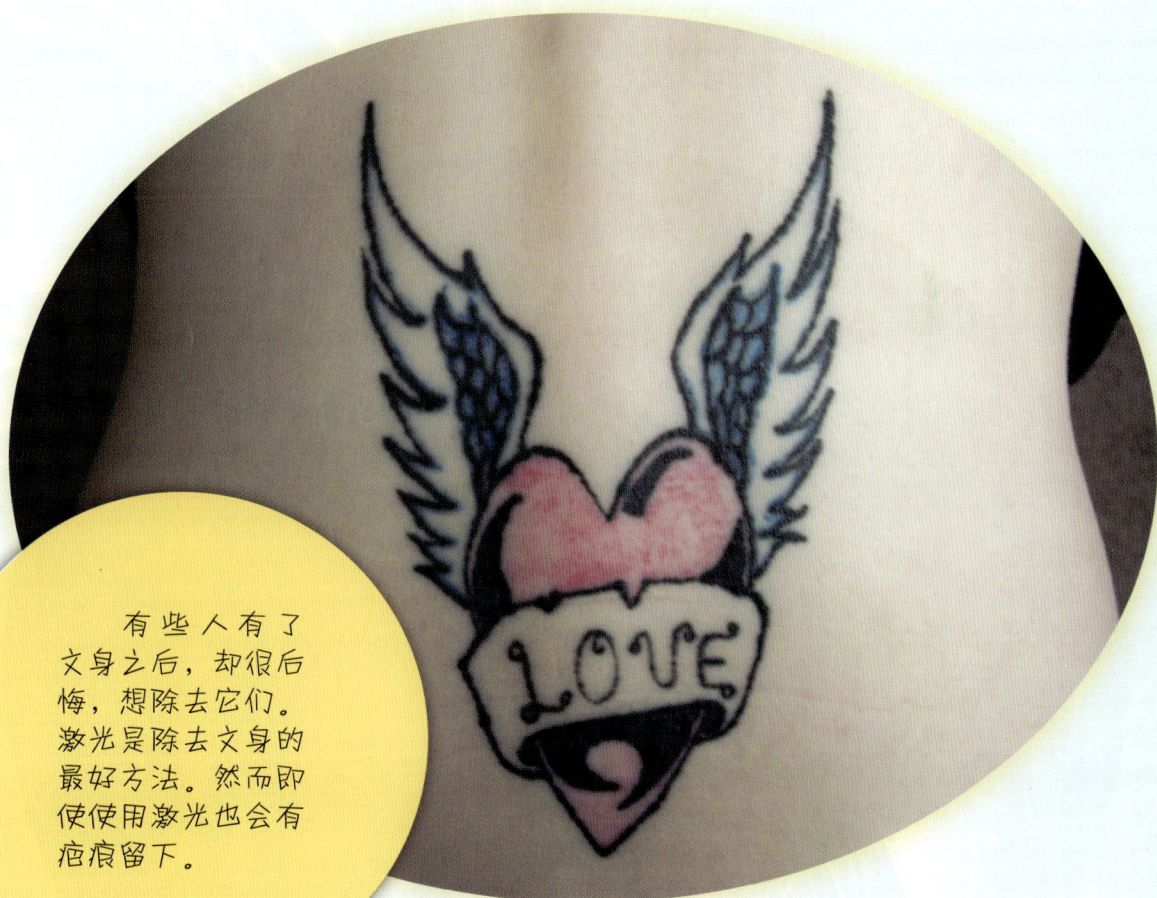

有些人有了文身之后，却很后悔，想除去它们。激光是除去文身的最好方法。然而即使使用激光也会有疤痕留下。

31

超声图片

　　超声扫描能够让医生看到身体内部。超声扫描能帮助医生和父母观察胎儿的生长发育情况。超声扫描能够显示腹中胎儿是一胞胎、双胞胎还是三胞胎。超声扫描还能观察胎儿心脏和大脑发育是否正常。现代的超声扫描甚至能够进行三维立体成像。父母能够在孩子出生前看到他们的脸。更重要的是，医生能够观察到胎儿发育过程中出现的任何问题，以便孩子一出生就能够得到良好的医治。

超声和手术

　　外科医生能够运用超声扫描技术在手术之前为病变部位建立三维图像。有时候医生必须将两个连在一起的胎儿（就是"连体婴儿"）进行分离手术。他们需要大量的三维立体超声图片来制订手术方案。高度聚焦超声波也被用在手术中，它能够迅速加热而且封闭血管防止出血。

超声扫描使孕检更方便，让更多的妇女生下健康的宝宝。

急救超声

当士兵受伤或者有巨大的灾难发生时，人们需要迅速地接受治疗。医生希望超声扫描和高度聚焦超声能够用于急救，来挽救更多生命。

声音的作用

有时，在肾脏和膀胱中会有硬性肿块形成，它们被称为"结石"。它们会引起疼痛，所以必须将它们清除。现在医生不用进行手术而经常采用超声来治疗。他们运用超声对准肾脏或者膀胱内的结石，这些结石会被粉碎成微小颗粒，然后通过尿液排出体外。

用超声束打碎肾脏里的结石时，患者一直保持着清醒状态。

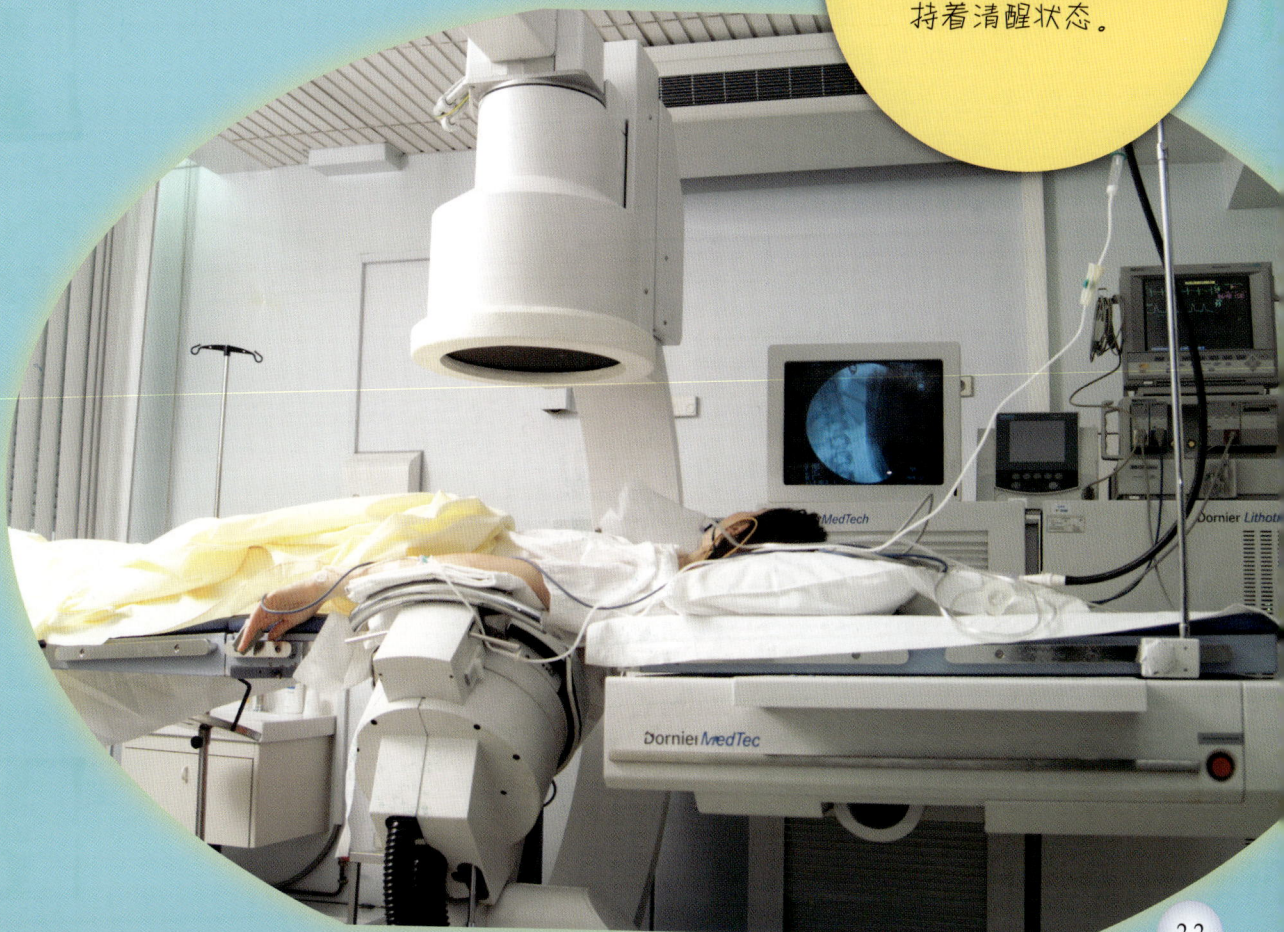

置换手术

有时候人们由于患病而失去了身体的某些器官或者一部分组织。有时候可能是在车祸中失去肢体、器官或者血液。医生需要用各种不同的医疗技术来挽救这些人的生命。

献血

在任何一次手术中，患者都可能流失很多血液。人们在事故中也会失去很多血。如果你失血过多，你可能会死亡。你需要**输血**（其他人的血液输入到你的身体内）。献血者的血液被储存起来以备不时之需。血型有四种。如果你需要输血，就必须选择正确的血型。如果血型不匹配，你身体的防御系统对其会产生排斥反应，这样的话，你就会死亡。

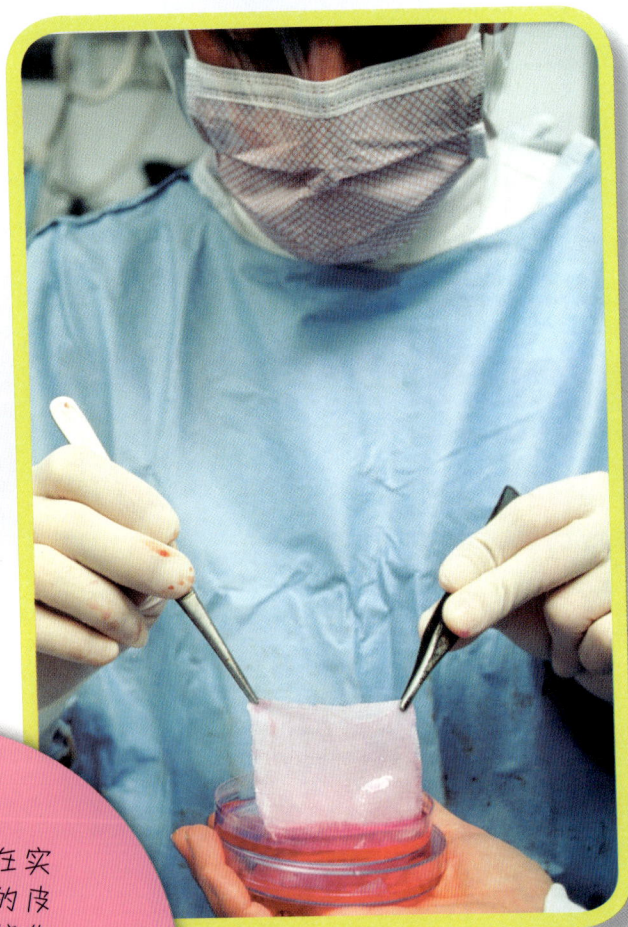

这是一块在实验室培养的人的皮肤，它将替代烧伤者的皮肤。

器官捐献

受损的器官或者患病器官，例如心脏、肺、肾、肝和皮肤等，都可以通过移植手术进行置换。在很多情况下，器官只有在捐献者死亡之后才能被捐献。等待器官的人很多，但是现在捐献的器官供给量根本不够。另外，患者身体的防御系统对所移植的新器官所产生的排斥反应会造成死亡，这些防御系统我们称为免疫系统。因此，脏器移植患者必须通过终生服药来抑制排斥。

显微外科手术

现在外科医生可以通过使用放大镜或者显微镜来实施手术，这让他们能够修复微小的血管和神经，这叫作显微外科手术。外科医生在显微外科手术中所使用的线很细，肉眼根本看不到。

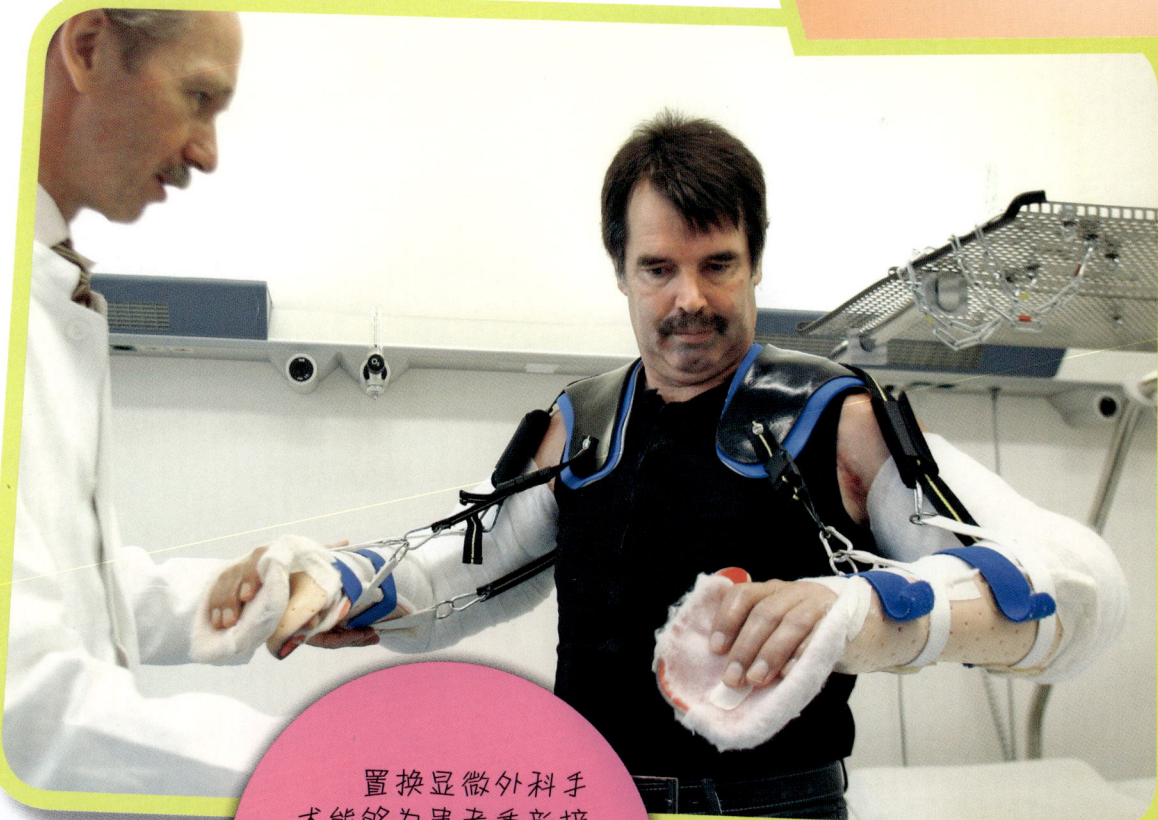

置换显微外科手术能够为患者重新接上手臂和其他肢体。

置换失去的肢体

　　显微外科手术的一个重要作用就是帮助遭遇车祸的人重新接上失去的肢体或者身体的其他部位。如果血管和神经被重新接上，那么伤者就能够使用他们曾经失去的手、手指或者脚趾，就好像它们从来没有被损坏过一样。

行动的不同方式

　　如果手术不是唯一的选择，那么很多人可以利用轮椅和相对来说比较简单的可以活动的人造肢体来工作和积极地生活。一些戴上假肢的人甚至能够比拥有正常腿的人跑得更快！

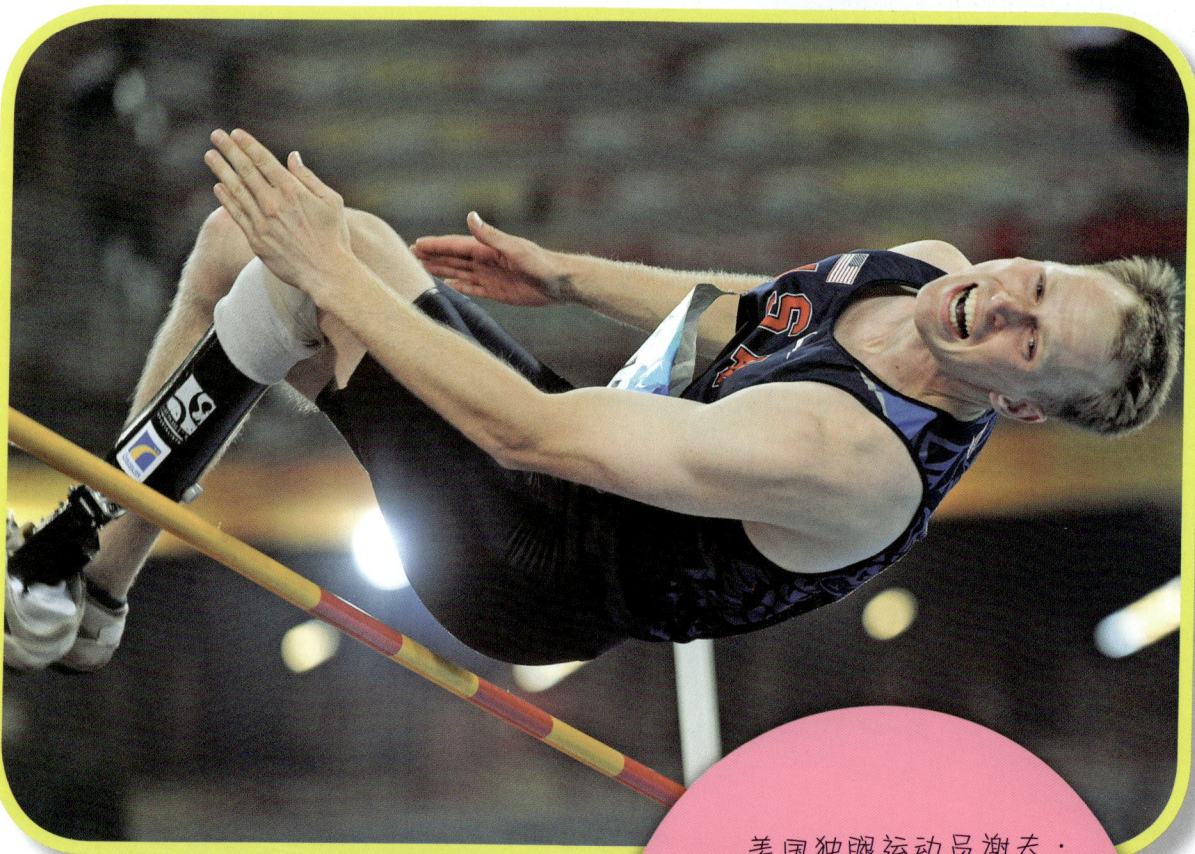

　　美国独腿运动员谢夫·斯基巴就是戴着假肢的跳高运动员。他以2.11米的跳跃高度成为这一领域的世界纪录保持者。

换脸

　　显微外科手术所做的惊人之举是成功地进行面部移植。一些头部受到严重创伤的人从捐献者那里获得了一张新的面孔。患者可以微笑，也可以做任何表情。新脸给予患者比术前更高质量的生活。

机械肢体

　　我们经常会看到，患者受到严重伤害的肢体不能被重新接上。现代人造假肢看上去与真的没什么两样。计算机技术预示着在将来人造肢体可以和真的肢体一样工作。一些新型的假肢一旦与原来肢体末梢神经相连接，新的假肢就能像原来的肢体一样自如地工作了。

培育新器官

　　科学家们一直致力于用一种特殊的细胞（**干细胞**）来培育新器官的研究。因为干细胞具有再生各种组织器官和人体的潜在功能，被医学界称为"万能细胞"。2010年，科学家用培养干细胞的方法给一个11岁大的名字叫作希朗·费林克的小孩安装了一根新气管。这根气管包裹在他自己的组织里面。他的身体防御系统没排斥这个新器官。因此，他不需要通过服药来抑制身体对新气管的排斥反应。

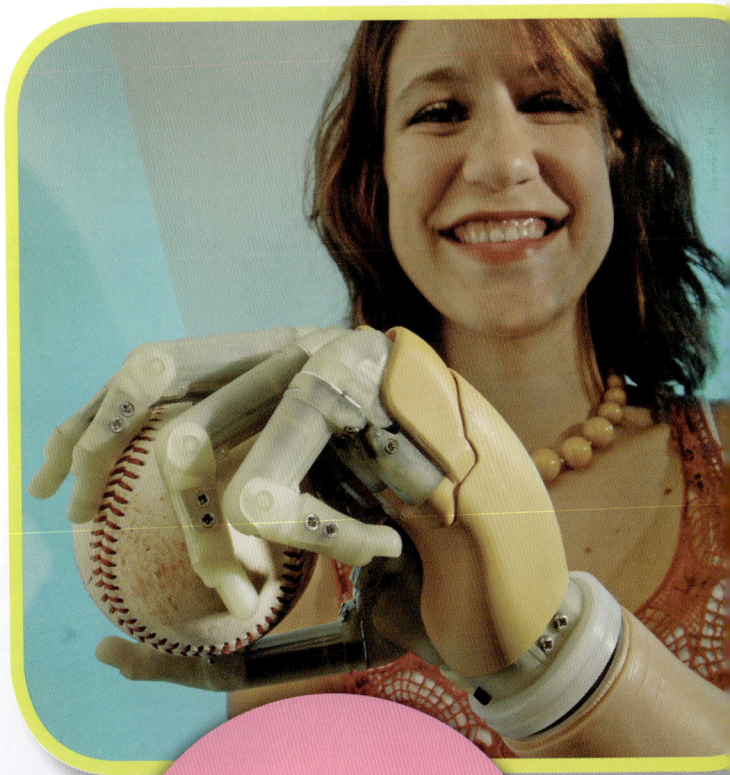

有了像这样的机械手臂，你可以随心所欲地张合人造手掌。

创造生命的技术

　　人们认为只要他们想要孩子的时候就能有孩子。但是，六分之一的夫妇存在生育问题。他们不能生育。随着医学技术的进步，很多这类问题得到了解决。

体外受精

　　一种常用于治疗不孕症的方法是体外受精。人工从母体内提取的卵子与从父亲体内取出的精子相结合。它们结合之后，形成受精卵。受精卵是早期的胚胎。一两颗健康的受精卵被放植回母体后，它们就开始成长和发育。

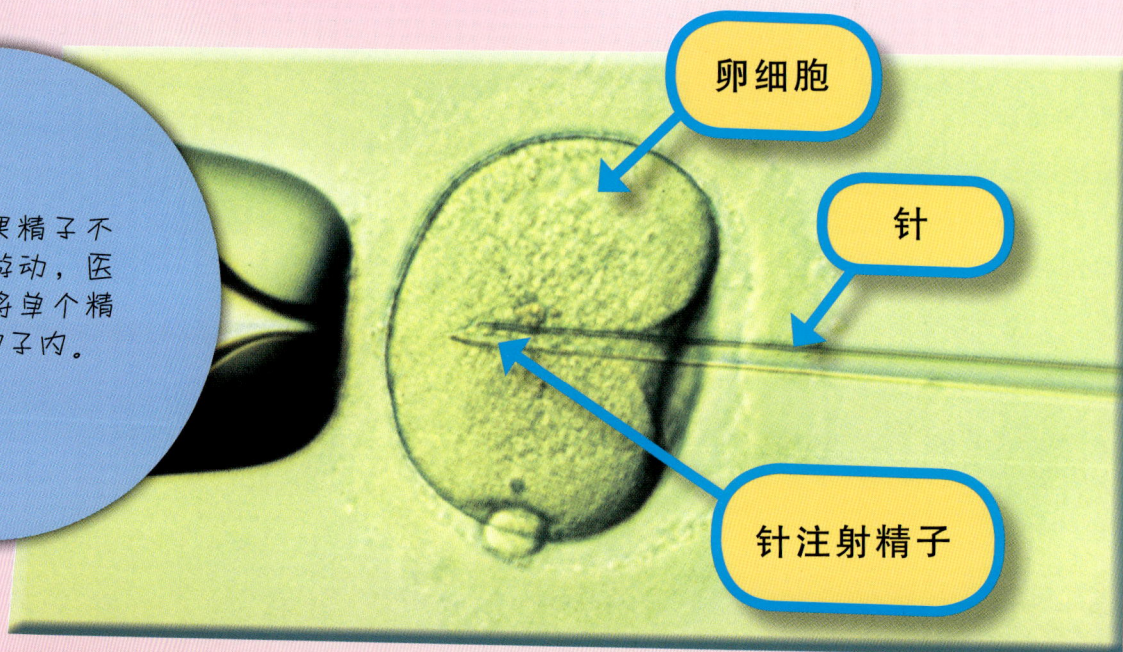

如果精子不能自由游动，医生可以将单个精子注入卵子内。

卵细胞

针

针注射精子

冷藏未来

医生已经能够将精子冷藏很多年。现在他们能将卵子和受精卵冷冻起来。这可以在诸多方面帮助患者。例如，假设一个年轻人需要治疗癌症，而癌症使他不能生育。这位需要进行癌症治疗的人可以将精子冷冻起来，等年龄大些可孕育孩子。妇女也可以在治疗癌症前保存自己的卵子。

一些妇女将自己的卵子冷冻起来，是为了延迟生育时间，等到她们年龄大些的时候，再生育孩子。夫妇们可以通过体外受精将多余的受精卵保存起来，为了以后再生育孩子。

子宫内部

子宫是供应胎儿生长发育的器官。受精卵发育过程是惊人的，它从单细胞发育开始。如果母亲和婴儿的血型不一样，母体会抑制腹中胎儿的生长发育。医生可以向子宫中的胎儿输血，让胎儿存活直至出生。然而，很多这类的难产手术仍然存在风险和新的挑战。

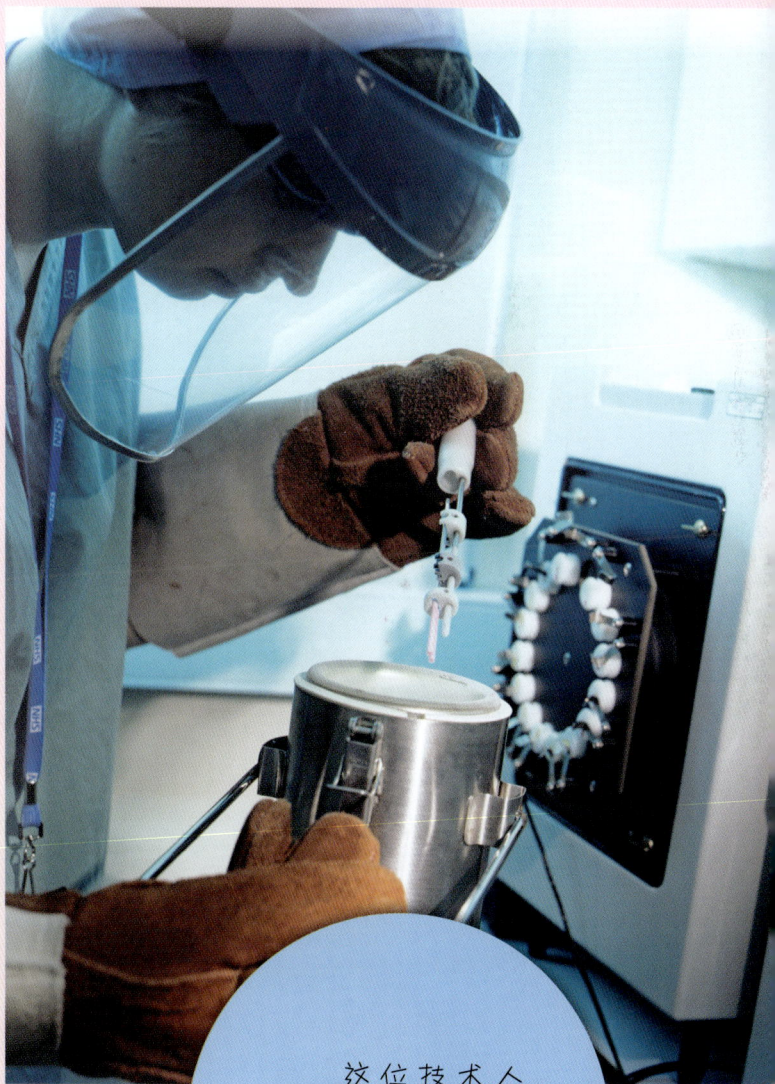

这位技术人员正在将人的冷冻卵子放进容器里面并把它们运走。

双胞胎成功

同卵双生子看起来一模一样。他们是从单个受精卵发育而成的。随着他们在母体里面的生长，一些孩子会得**双胎输血综合征**。就是双胞胎之一得到比另一个婴儿更多的血液，这个婴儿就会生长得很大而另一个则很小，经常会造成两个婴儿都死亡。现在很多成功手术证明，医生是能够通过改变子宫内部的血管让两个孩子正常生长的。

那是谁？

美国外科医生鲁本·亨特罗博士研究出怎样改变血管的方法，从而挽救了一对得了双胎输血综合征的孩子。

Shelt, Bess
40018457shelt   GA=12w0d
RAB 4-8L/OB   MI 1.1
1.6 / 9.8cm / 30Hz   TIs 0.2
Fetal Med
07/29/2009   03:14:50 PM
Routine
Har-mid
Pwr 100
Gn -1
C7 / M7
P3 / E3
SRI II 3

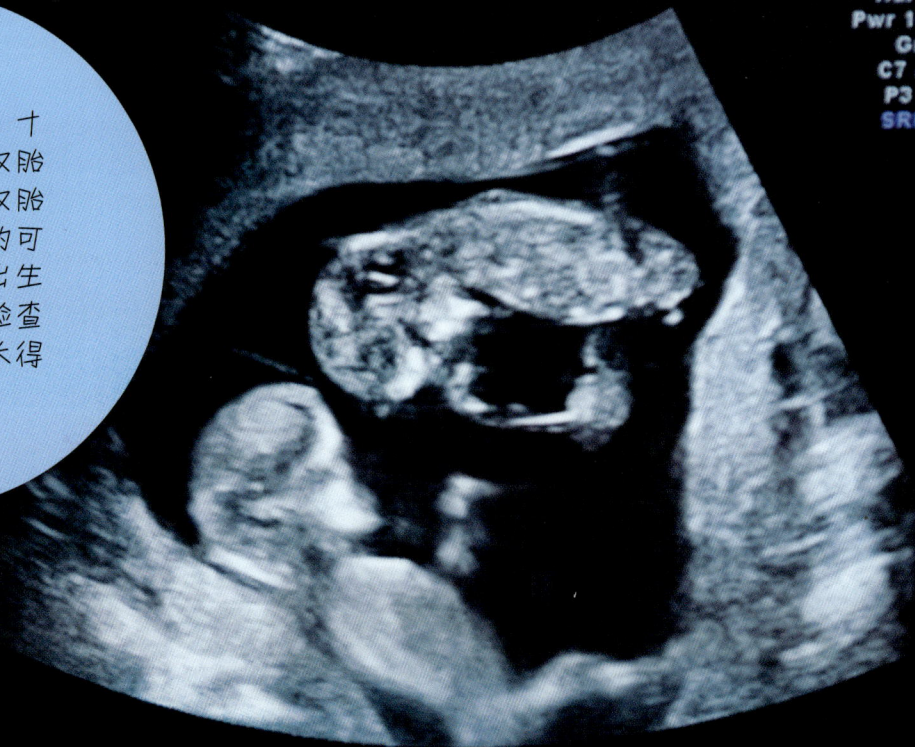

百分之十到十五怀有双胎的孕妇有患双胎输血综合征的可能。在他们出生前要先通过检查确认他们生长得很好。

早产儿

正常的怀孕周期为37~42周。出生太早的孩子叫作**早产儿**。因为没有发育成熟，所以早产儿会有很多问题。他们不能正常地呼吸，不能控制身体的温度。他们不能吃奶也不能进食。如果没有有效的医疗辅助，大部分早产儿就会夭折。

早产儿保育箱

早产儿保育箱是一种特殊的箱子，它能够挽救很多早产儿的生命。它被安装在儿童床上，并提供合适的温度和氧气供给。早产儿保育箱也能够随时检查婴儿的呼吸和心率情况。婴儿可以通过插入其胃内的导管进食或者通过直接静脉注射来得到营养。

聪明的点子：

在30周之前出生的婴儿体内缺少一种叫作**表面活性剂**的特殊化学物质。从而导致他们的肺不能自如地扩张和充气。科学家已经研发出了很多能为婴儿注入表面活性剂的方法，帮助婴儿的肺呼吸，使之生命得以延续。

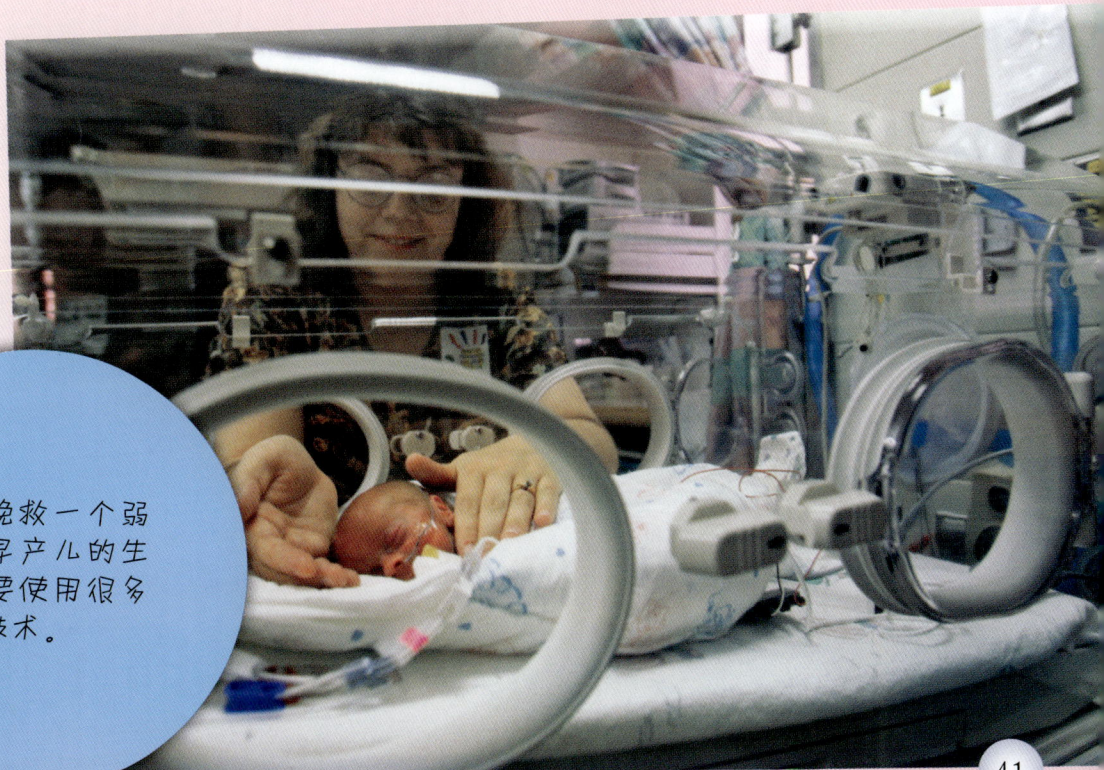

挽救一个弱小的早产儿的生命需要使用很多医疗技术。

纳米技术 和 基因技术

　　一些最新的医疗科技出现在分子层面。<u>纳米技术与物质在分子层面发生反应</u>。这种新技术是利用非常微小的分子，这些分子只能在一种叫作电子显微镜的仪器下才能被看到。<u>科学家发现组成基因密码的分子之后，开始使用基因技术</u>。基因包含着你的细胞信息，它们能决定你的长相和身体的机能。

金纳米分子与癌症

　　医生一直在寻找新的治愈癌症的方法。癌症几乎能够发生在身体的任何部位。运用化学药物治疗癌症经常会毒害健康的细胞。金纳米分子是一种非常小的金属分子，但是它们的作用很强大。金纳米分子不能与人体其他组织发生反应，但是它们却能够与吸收癌细胞的化学物质结合在一起。它们经常被加入到治疗癌症的药物里面。然后，金纳米分子带着药物直达人体生长肿瘤的部位。

金纳米分子和发热

　　金子是金属。它很容易被加热。一旦金纳米分子进入癌细胞里面，它们就能够通过激光被加热，它们的热量能够杀死癌细胞，这样会大大减少医生使用对身体有害药物的量。医生希望金纳米分子、药物和热量的应用能够成为治疗癌症的有效方法。

纳米机器人和纳米探测器

在今后，医生希望能够用一种微小的、叫作纳米探测仪器的机器发现体内的疾病。然后医生将这些微型的、大小和分子一样的纳米机器人注入血液。它们将药物运送到正确的位置或者直接摧毁受损细胞，从而消灭癌症。

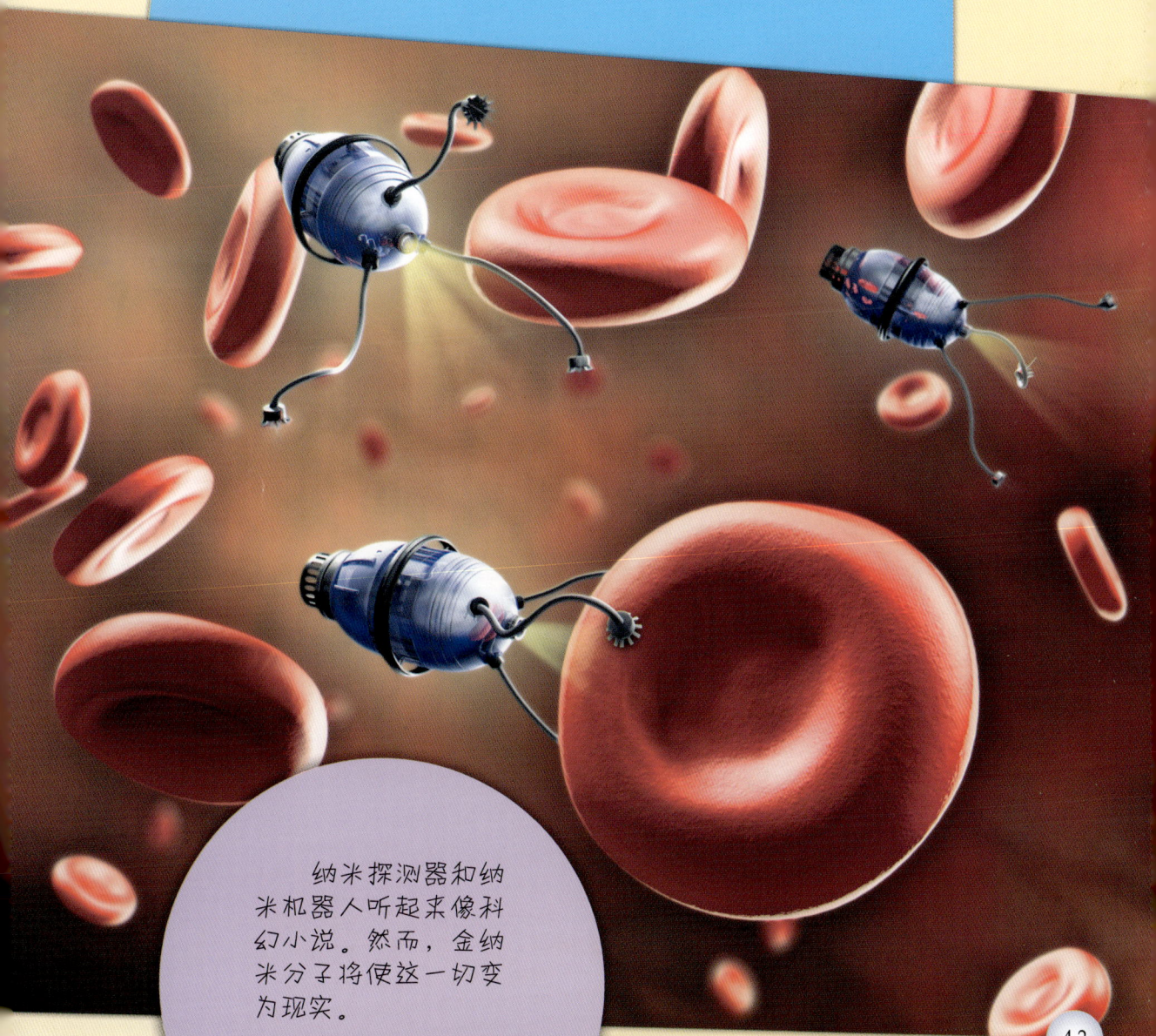

纳米探测器和纳米机器人听起来像科幻小说。然而，金纳米分子将使这一切变为现实。

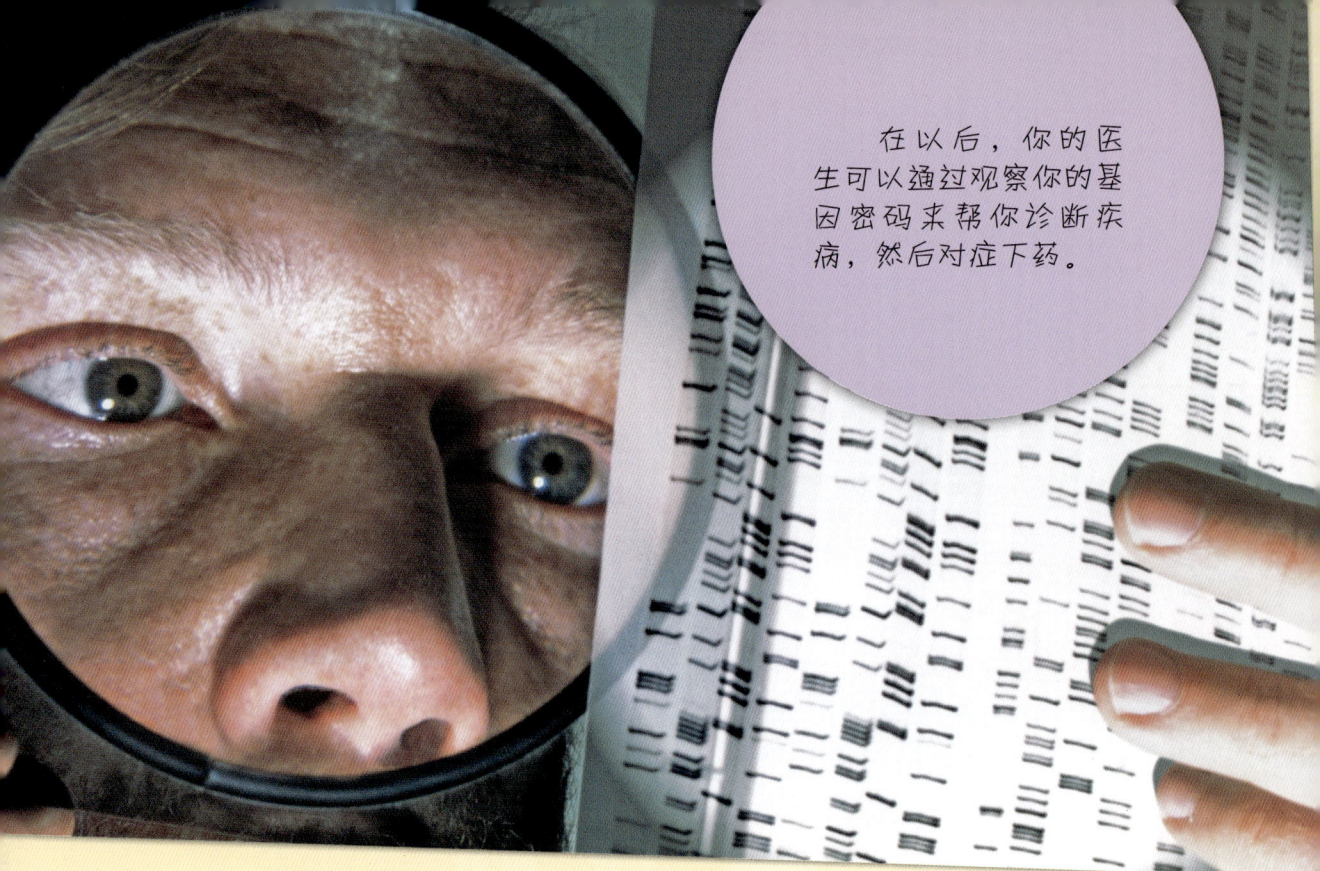

在以后，你的医生可以通过观察你的基因密码来帮你诊断疾病，然后对症下药。

基因医学

你的基因能够决定你的长相和你身体的机能。科学家已经发现很多不同的疾病基因。一些基因会让你得病。例如，一些人吸烟，他们身上所特有的基因能增加他们患上心脏病或者癌症的风险。有些基因甚至存在能使你患上乳腺癌的风险。科学家也已经发现了基因是如何影响药物对人类的作用的。

基因工程

科学家能够从生物体上提取基因将其注入其他基因物质中，这就是所谓的**基因工程**。例如，人类可以从某些我们称之为细菌的微小生物体身上获取胰岛素基因。细菌植入后能够制造出纯化的、治疗糖尿病的胰岛素。医生和科学家也希望这一天不久将会到来，基因工程也将用于治疗由基因所引发的疾病。

基因治疗

有一些严重的疾病，例如，囊肿性纤维化病（属遗传性胰腺病）和镰状红细胞病都是通过基因由父母遗传给孩子的。囊肿性纤维化疾病影响肺和肠的功能，而镰状红细胞病则对血液有影响。

在今后，有了基因工程，我们就能够从健康的细胞中提取健康的基因注入患基因病的患者体内，使他们能够健康地生活。

医疗科技

医疗科技还有很长的路要走。我们利用各种扫描的方法看到人体的内部深处。我们可以用手术刀、激光、水和超声做手术。我们能够置换损坏的器官和肢体。我们能够利用显微镜、机器人——甚至从一个国家到另一个国家做手术。

未来的医院

未来的医院可能没有外科手术——只将纳米医生注射到我们的血管里，来治疗我们的疾病。我们在出生之前基因可能就被设定好了，我们的基因能够消除很多疾病所带来的风险。我们所使用的药物是由我们的基因和疾病来决定的。没人会知道——但是先进的医疗技术会在未来为我们的健康保驾护航。

大事年表（一）

公元前1万至6000年 **（石器时代）**	人类进行了头部钻孔手术或简单的大脑手术。
1745年	外科医生联盟成立，它成为之后的皇家外科学院。
1842年	克劳·福德·龙博士第一次用化学药剂乙醚作为手术中的**麻醉剂**。
1867年	约瑟夫·李斯特将碳酸作为杀菌剂用于手术过程中，它能防止感染，大大降低了死亡率。
1895年	德国科学家威廉·伦琴发现了X射线。
1896年	X射线摄像技术用于医疗领域帮助接骨。
1902年	第一次在狗身上实施了肾脏移植手术。
20世纪40年代	心脏起搏器研制成功。
1953年	约翰·吉布博士开发了第一台心肺复苏机。
1954年	第一例人类肾脏移植手术在美国成功，接受手术的是双胞胎兄弟。
1959年	苏格兰科学家兰·唐纳德和他的团队开发了超声，对未出世的孩子进行疾病诊断。

1967年	第一例人类心脏移植手术成功。
20世纪70年代	CT（计算机X射线断层造影术）扫描仪被广泛使用。
1977年	第一张人体磁共振图像问世。
1978年	路易斯·布朗出生，他是第一个通过体外受精孕育的宝宝。
1980年	第一次将肺部**表面活化物质**用于早产儿。
1990年	为儿童患者进行微创手术。
1991年	第一个机器人手术用于临床。
1998年	第一次将受精卵中提取的干细胞在实验室中培养。
2001年	在美国医生远程操控下，一位妇女接受了在法国实施的微创手术。
2002年	第一例为子宫内正在发育的胎儿进行心脏手术。
2005年	第一例用显微手术操作的面部局部移植手术在法国完成。
2010年	一个外科手术团队成功地为一个英国男孩做了移植手术，他们把由男孩自己的干细胞生成的气管移植到他的体内。

词汇表（一）

病毒：比病菌更小的病原体，多用电子显微镜才能看见。

表面活化物质：肺中的液体，用来保持肺的舒张和伸展。

超声波扫描：通过超声波显示物体内部器官的方法。

单克隆细胞：是将单一的一个细胞培养成一个细胞群的过程。

动脉：传输血液的血管。血液中通常含有氧气。

电子显微镜：通过电流来观察极小物体的设备，能将物体放大上千倍。

干细胞：能分化成多种类型细胞的主细胞。

基因：遗传的单位。例如，体内有一个能控制你是否有酒窝的基因。

基因工程：细胞中的遗传物质被人工操作的过程，经常通过替代损害基因或添加额外的遗传物质实现。

精子：男性的性细胞，能与卵子结合在体内形成胚胎。

开孔技术：早期通过在脑袋上开孔来保持健康或治疗头痛的方法。

麻醉：手术前用药物使病人失去感觉以避免疼痛。

麻醉剂：手术中引起失去知觉的化学物质。

生命维持机：取代身体功能的机器。

双胎输血综合征：双胞胎胚胎得的一种病。一个婴儿可能比另一个婴儿得到更多的血液，这个婴儿在另一个婴儿还很小的时候就已经很大了。

输血：从一个人体内向另一个人体内传输血液。

外科手术：解剖身体，移除或修复受伤的组织。

微生物：只有在显微镜下才能看见的微小生物。

细胞：组成生物的基本单位。

血管造影检查：向血管中注射一种能够在X射线下显示出来的特殊液体，看清血管的一种方法。

显微外科：外科医生通过放大镜或显微镜进行局部的微创手术。

早产儿：出生早的婴儿。早产儿在母体内不到37~38周便被生产出来。

肿瘤：机体的某一部分组织细胞长期不正常增生所形成的新生物。

支架：血管堵塞时，用来疏通血液的金属网。

更多精彩发现（一）

书籍

Brain Surgery for Beginners（《脑手术入门》），S. Parker & D. West（Book House，2010）

Frontiers of Surgery（《手术前沿》），Ann Fullick（Heinemann Library，2004）

Heart Man: Vivien Thomas, African–American heart surgery pioneer（《一个非洲裔美国心脏手术先驱》），E. Brit Wyckoff（Enslow Elementar，2007）

In Vitro Fertilization（《体外受精》），Ann Fullick（Heinemann Library，2002）

Organ Transplantation（《器官移植》），Ann Fullick（Heinemann Library，2009）

（中文书名为参考译名）

项目和网站

BBC Blood and guts: A history of surgery   BBC 血液和内脏：手术演进史

这套由BBC出版的系列书籍，会让读者领略到从早期粗糙的手术到目前正在使用的、令人炫目的、突破性的医学科技的历史。

www.channel4.com /explore/surgerylive/history.html

这个杰出的网站能够使你探索手术和医学科技的历史。你可以听到手术师们讨论他们应当怎样进行手术操作，看到在不同手术领域应用的医学技术，并且可以加入网上在线讨论。

www.spiritus–temporis.com/surgery/history–of–surgery.html

这个美国的手术历史网站很不错，详细地介绍了手术和医学科技的历史。但你需要同时去参阅更多的其他不同方面的资料。

www.fasebj.org/cgi/content/full/18/13/1624e

这个网站为你描述了一个有趣的关于肺部表面手术技术的演进历史，以及医生们如何开始应用这种技术来帮助早产儿呼吸。

访问地

大多数医学科技被医院拥有和使用。当你不得不去找医生或去医院看病时，注意观察一切你能发现的医学科技。

伦敦2BE,NW1,尤斯顿路183号。

这是一个地处伦敦的、奇妙的科技展览馆。经过多年的积累，它拥有了海量的医学科技收藏。从出生椅、医学钳到手术设备和扫描设备等等。

没有比这些更能使你很好地了解医学科技是如何发展并改变我们的生活了！

白 衣 天 使

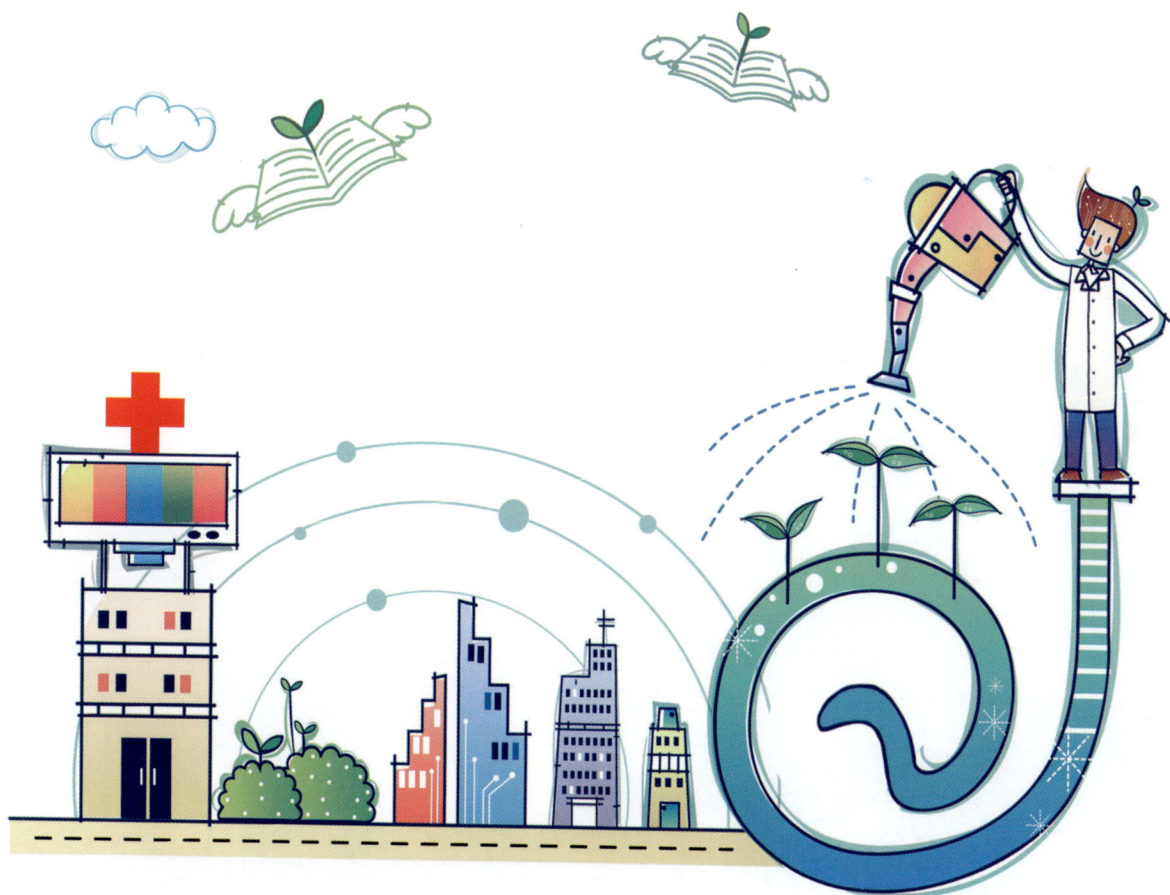

医疗科学

你的身体就像是一台奇妙的机器，它输送血液，呼吸空气，消化食物，一天24小时不停地工作。经过良好的训练，你能够攀登高山，踢足球的时候抬脚射门，或者演奏乐器。

然而，身体也会生病或受到伤害。对于轻微的感冒或膝盖擦伤，身体可以自然恢复，但从比较严重的疾病或事故中恢复时，需要外界的帮助。医生能提供帮助，护士和其他保健师也能提供帮助。

医生和护士运用他们的知识和经验，还有新的医疗技术帮助病患治疗疾病。

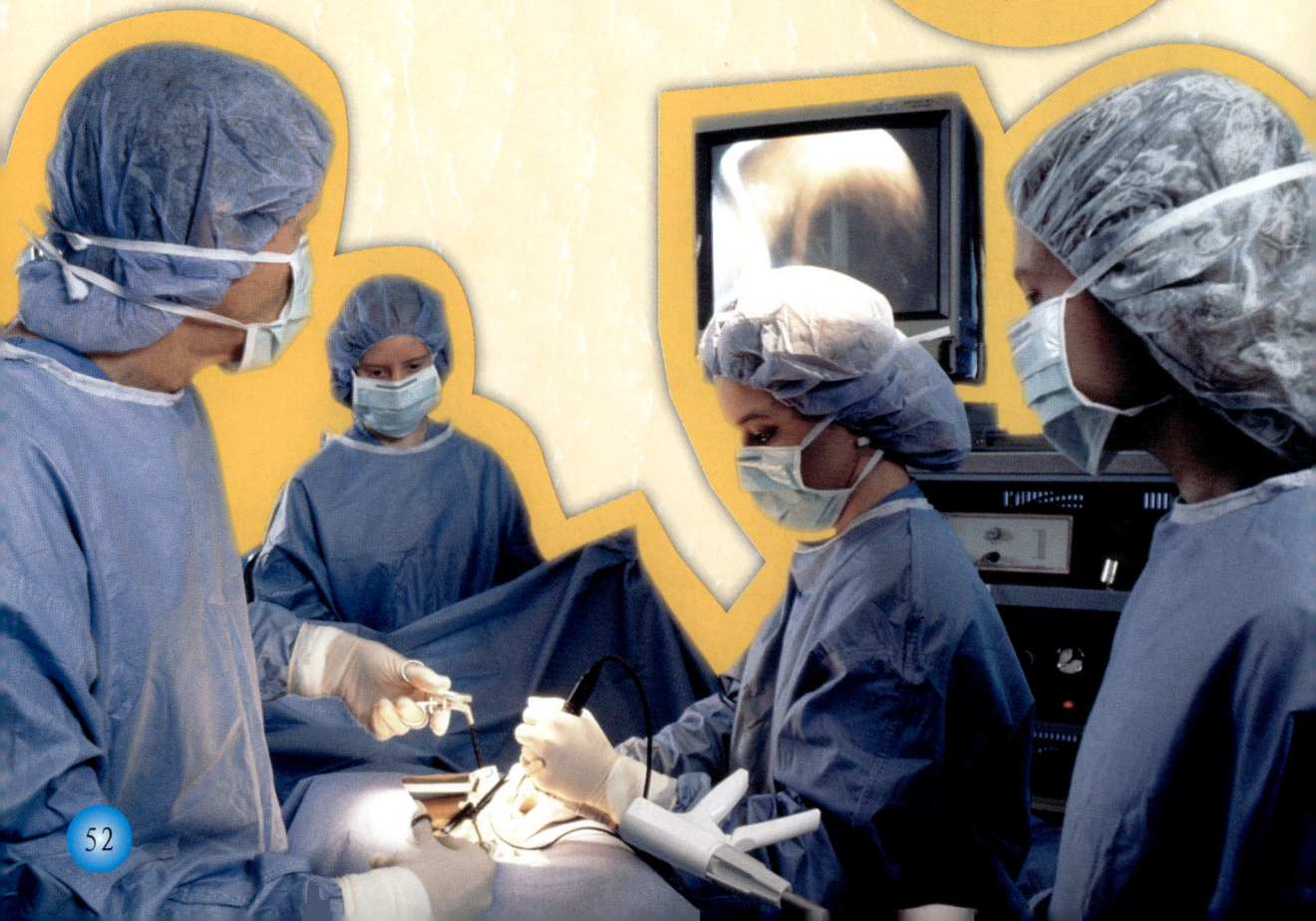

医学的艺术与科学

在当今世界的许多地方，医学实践都建立在科学的基础之上。医生们开始他们的实践之前，要在医学院接受多年的培养和训练。

医生们几乎需要了解所有的医学理论和实践，他们具备帮助人们从疾病中恢复过来的能力。许多医院和大学不停地研究各种疾病，寻找提高药效的途径。各个地方的人都能从他们的研究所得中受益。

下面将会展示医生、护士、科学家和那些为医药科学和技术作出贡献的人的伟大杰作。这些人中，许多已经离开人世，可他们的成果却关系重大。你还会读到那些使如今人类社会发生变化的医生们的故事。

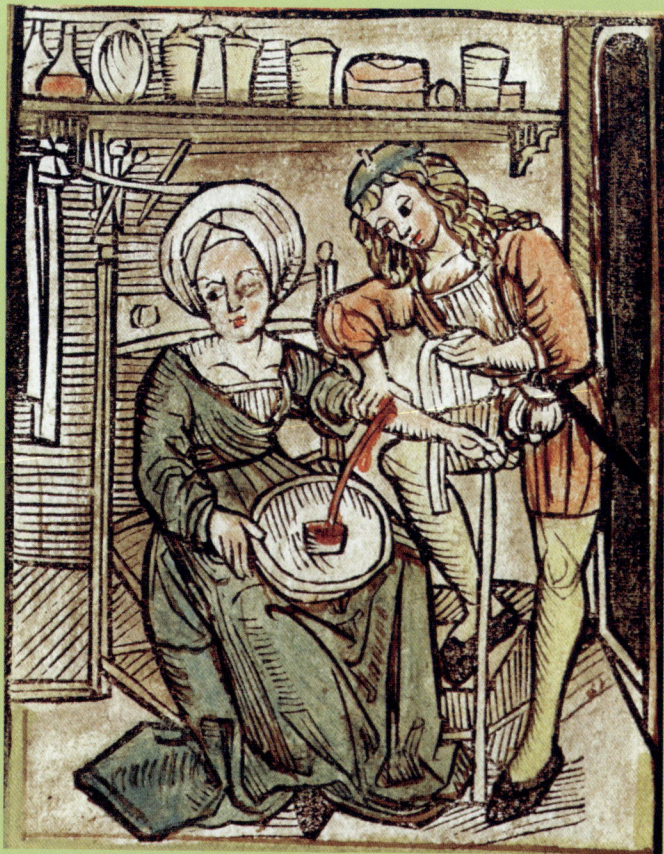

噢，不！

糟糕的医疗

几百年前，许多疾病和外伤是致命的。那时候，医生和康复师并不了解导致许多疾病的原因。有时候，他们提供的治疗比疾病本身更糟糕。有一种普通的治疗是"放血"（将身体中的血液部分放出），这种治疗方式有时候会使患者死亡。

微生物带来的 疾病

你有没有得过感冒或者流感呢？或许你会因咽喉炎、中耳炎或蛀牙而感到痛苦。**微生物**能引起这些疾病，还能引起其他一些非常严重的疾病。贯穿人类的历史，与微生物有关的疾病，如**天花**、**霍乱**、疟疾等，都导致过人类大量的死亡。

微生物是微小的生命体或非独立生命质，能够入侵身体并带来伤害。微生物包括活的**细菌**和**真菌**，还包括**病毒**。所有的微生物都很小，不用显微镜根本看不到它们。

驱除微生物

如果把水果、奶酪或其他食物放在桌子上，长时间不去碰它们，会发生什么事呢？答案是，它们会腐烂变质。法国科学家路易斯·巴斯德发现了一种杀死微生物的方法。

来自内部的帮助

不是所有的细菌和真菌都对人体有害。许多不仅有好处，而且是人体必需的。像人的大、小肠里就有数不清的细菌，它们帮助消化食物，还能阻止有害细菌侵入肠道。

发现微生物

16世纪70年代，荷兰科学家安东·范·列文虎克做出了第一台可用的显微镜。有了这个发明的帮助，他成了第一个发现并确认细菌和其他微小生物体的人。几百年后，科学家们断定微生物能引起疾病。

巴斯德研究过许多学科，包括数学、化学和物理。然而，当他的两个孩子死于伤寒病之后，他把毕生的精力投入到疾病的治疗中。其他科学家也提出一些见解，微生物能导致疾病这一观点，巴斯德通过实验得到了有力的证据来说服其他人。

巴斯德发现微热能够阻止或减弱微生物在牛奶或其他饮料中的活力。今天，这一过程被称为**巴氏灭菌法**。这个名字是用他的名字命名的。巴斯德还参与了开发**疫苗**的工作，一种阻止微生物入侵身体的处理方法。

1 巴斯德准备了两个封好的烧瓶，每个都装有清汤。他将清汤煮沸，除去里面的细菌。

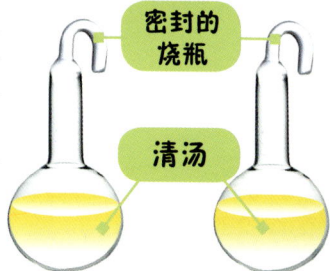

密封的烧瓶

清汤

2 几天以后，两个烧瓶中的汤依然很清洁。巴斯德打开一个烧瓶的密封。

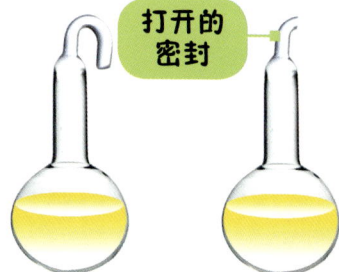

打开的密封

3 又过了几天，保持密封的烧瓶内的汤仍然清澈。打开密封的烧瓶里的汤已经变成黄褐色，伴有混浊。

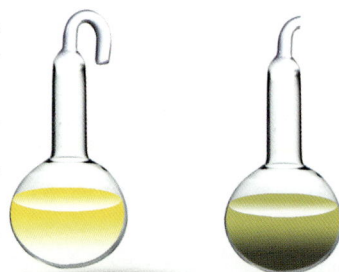

路易斯·巴斯德

生　卒：1822—1895

国　籍：法国

成　就：证实了微生物能导致疾病，发现一种方法贮存牛奶以便安全饮用。

你知道吗？ 巴斯德的父亲和祖父是皮革匠。皮革匠一般处理动物皮毛，将它们制成皮革。

在一次实验中，巴斯德用两个玻璃烧瓶证明细菌存在于空气中。

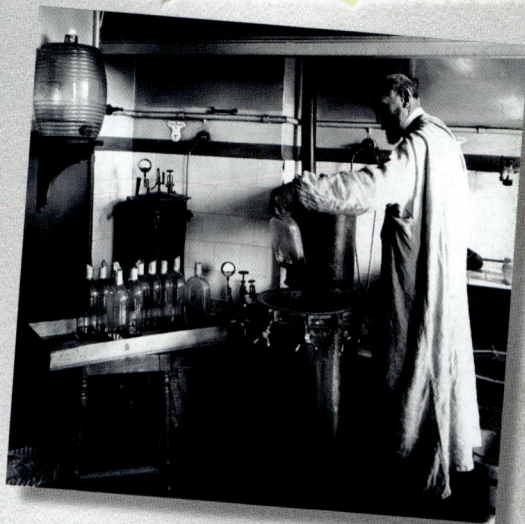

杀灭细菌从现在开始

如今，所有的医生都认为微生物能导致疾病。他们知道，微生物无处不在——食物、衣物、皮肤上到处都有。这也是医生接触患者时经常戴手套的原因，也是手术室必须彻底杀菌消毒的原因。

你所坚持的许多健康习惯能够防止微生物入侵你的身体。这些习惯包括刷牙、沐浴、洗手、吃熟食以及饭前烹制肉食品与其他食物等。

当细菌进入身体引起疾病时，医生们通常应用**药物**帮助机体抗击细菌。**抗生素**能杀死细菌或弱化细菌的活动。

机体自己能够驱除许多轻微的病毒感染，比如普通的发热和一般的流行性感冒。一种病毒叫HIV（人体免疫缺损病毒），能引起一种致命的疾病叫作AIDS（艾滋病，即后天免疫缺损综合征）。研究者们现在仍然致力于研究开发治疗艾滋病的药物和其他方法。

外科医生仔细清洗手和胳膊，为的是避免细菌传染。

真的好痛苦！

许多成年人都忍受着胃**溃疡**的痛苦。这是胃黏膜或小肠表面出现了破损。那当然很痛苦。很多年来，医生们认为各种压力或过多的酸性食物会导致高度胃酸，从而引起胃溃疡。澳大利亚内科医生巴里·马歇尔证明这种观点是错误的。他证实胃溃疡是由某种类型的细菌引起的。

19世纪80年代，马歇尔和他的同事罗宾·沃伦论证了细菌引起溃疡的**假说**。

一个大胆的尝试

马歇尔为了验证自己的想法迈出了不同寻常的一步。他用自己做实验受体，喝下带有细菌的液体样本。他认定那种细菌能引起胃溃疡。不久，他感到胃部疼痛、恶心，开始呕吐。当他服用能够杀死那种细菌的抗生素以后，他恢复了。

马歇尔的研究令其他许多医生感到震惊。不管怎么说，没有人能够否认他的结果和结论。马歇尔的研究显示了科学的威力：证据和逻辑比旧有的观点更有力量。

巴里·马歇尔(左)和罗宾·沃伦被授予**诺贝尔奖**，因为他们解释了细菌是如何引起胃溃疡的。

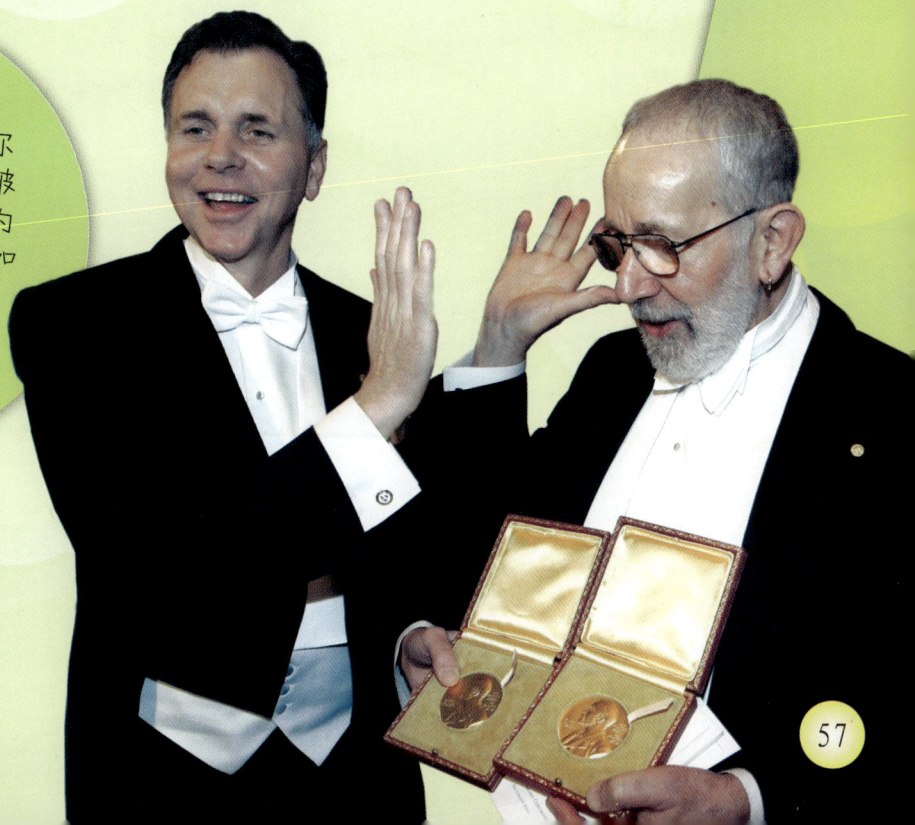

新兴的药物

药物是一种能改变身体机能的物质。它来自哪里呢？许多情况下，他们来自生命体的某些部位。例如，阿司匹林就是从柳树皮中提取的。有一种叫洋地黄的心脏病药，是从叫作洋地黄的野花中提取出来的。

有用的真菌

真菌是一种生命体群，包括蘑菇、酵母和霉菌等。不是所有的科学家都认为真菌像药物那么有用。但真菌的确是苏格兰科学家亚历山大·弗莱明在1928年发现的。

弗莱明在一次偶然中发现了一种叫作**盘尼西林**的药物。他在自己的实验室中用特殊的盘子培养细菌。盘子被一种真菌的孢子污染了。孢子长大后就是新的真菌。而那孢子是从实验室的某个地方飘过来的。

弗莱明本该轻易地将受到污染的盘子扔掉。不过，他不但没有扔掉盘子，反而仔细地观察了一下。弗莱明看到盘子里真菌周围的细菌正在死去。他得出一个结论，真菌能产生一种可以杀死细菌的物质。很快，他分离出一种叫作盘尼西林的物质。

盘尼西林是最早的抗生素。以后你会读到，抗生素是一种能杀死细菌的药物。现在，盘尼西林已经成为能够对抗各种细菌的重要药物。

盘尼西林的使用

　　弗莱明发现了盘尼西林，但是另外两位科学家研究出怎样使它更有用。霍华德·弗洛里和厄恩斯特·钱恩回顾了弗莱明的研究，然后尝试了几种方法，大量地制造这种药物。通过发现新的青霉菌群，并用X射线照射，这种药物的产量提高了，甚至达1000倍。弗莱明、弗洛里、钱恩因他们这方面的工作而得到了诺贝尔医学奖。

　　严重的外伤经常会遭遇感染。在第二次世界大战（1939—1945）中，盘尼西林救活了许多伤员。

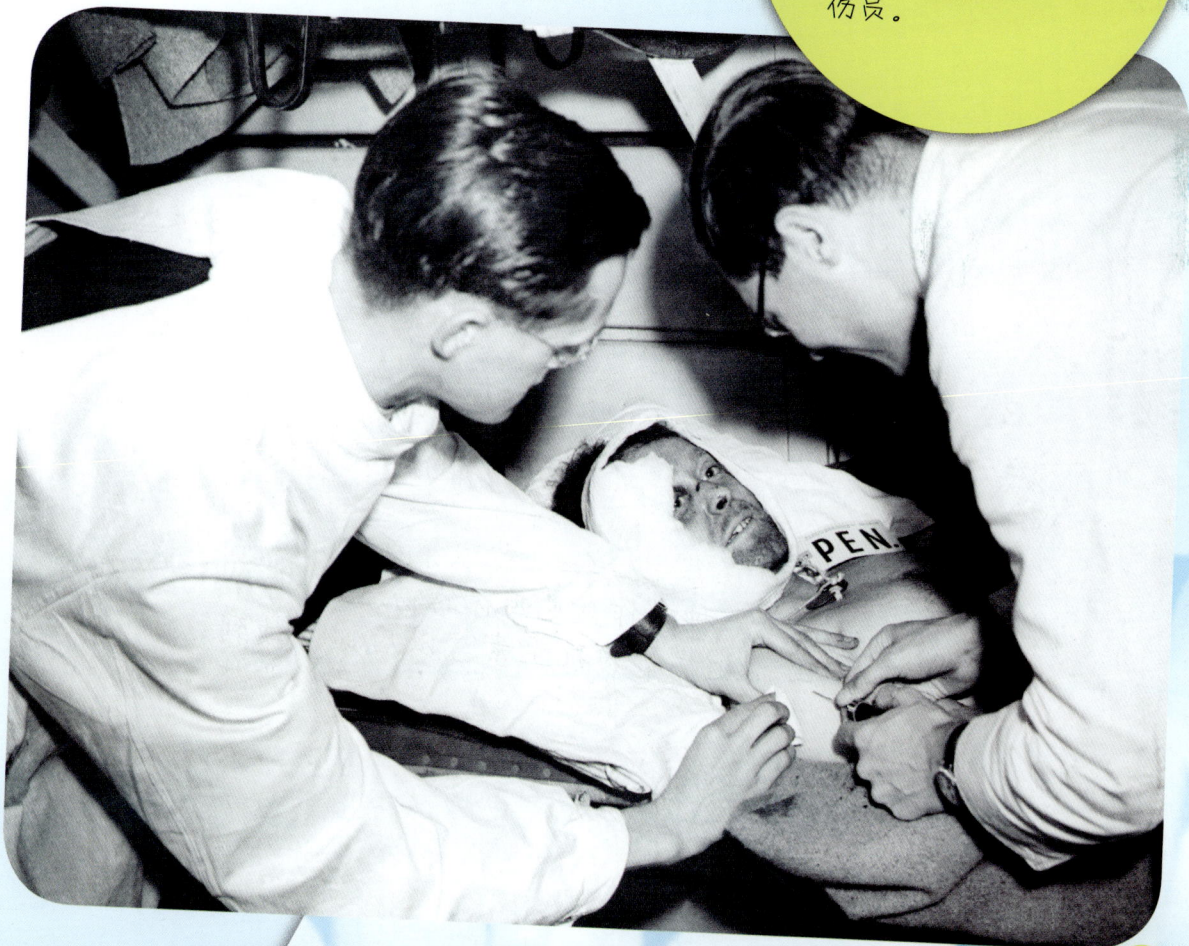

亚历山大·弗莱明　　　厄恩斯特·钱恩　　　霍华德·弗洛里

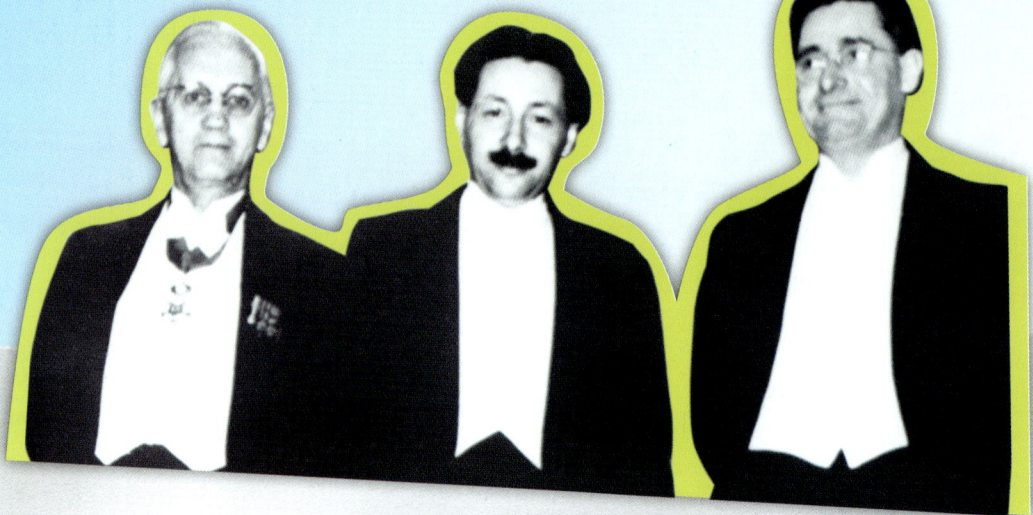

亚历山大·弗莱明

生　卒： 1881—1955

国　籍： 苏格兰

成　就： 发现最早的抗生素——盘尼西林

你知道吗？ 弗莱明是美洲本土人，基奥瓦部落的最高酋长。

需要新的药品

今天，大学的研究者和药品公司不停地研究新药。许多严重的疾病用现有的药物很难治愈或不可能治愈。某些药物生产出来后价格昂贵，价格便宜一些的药更容易被接受。

药品公司必须想办法更替疗效过弱的抗生素，如原始形态的盘尼西林。其原因是，经过一段时间，细菌对广谱抗菌素产生了耐药性。事实上，弗莱明发现的那种盘尼西林已经不那么有效了，新的抗生素已经取代它了。当然，细菌的耐药性也在迅速地增加。

科学家们在哪里能找到新药呢？一个地方是热带雨林，那里炎热、潮湿。繁密的雨林分布在非洲、南美洲和亚洲。大量多种类的植物、动物生活在雨林里。许多植物能产生**化学物质**保护自己，免于被动物吃掉。把这些化学物质做成药物会很有用。

格雷斯·高保研究了雨林里的植物，发现了新的药物。她还同生活在雨林地区的人交流。许多老人认识雨林中哪些植物能治病。高保的目标是收集他们的知识，与世界其他地区的人分享。

不幸的是，世界上的许多雨林地带在渐渐消失。人们砍倒树木，建造新城市、农场和牧场。像格雷斯·高保一样的科学家希望保留住雨林，既因为雨林自身的价值，还因为雨林中有能产生药物的植物。

格雷斯·高保

生　卒： 1974—

国　籍： 坦桑尼亚

成　就： 在雨林地区研究新的药物

你知道吗？ 高保的偶像之一是珍·古道尔，一位研究黑猩猩的专家。

珍·古道尔　　　格雷斯·高保

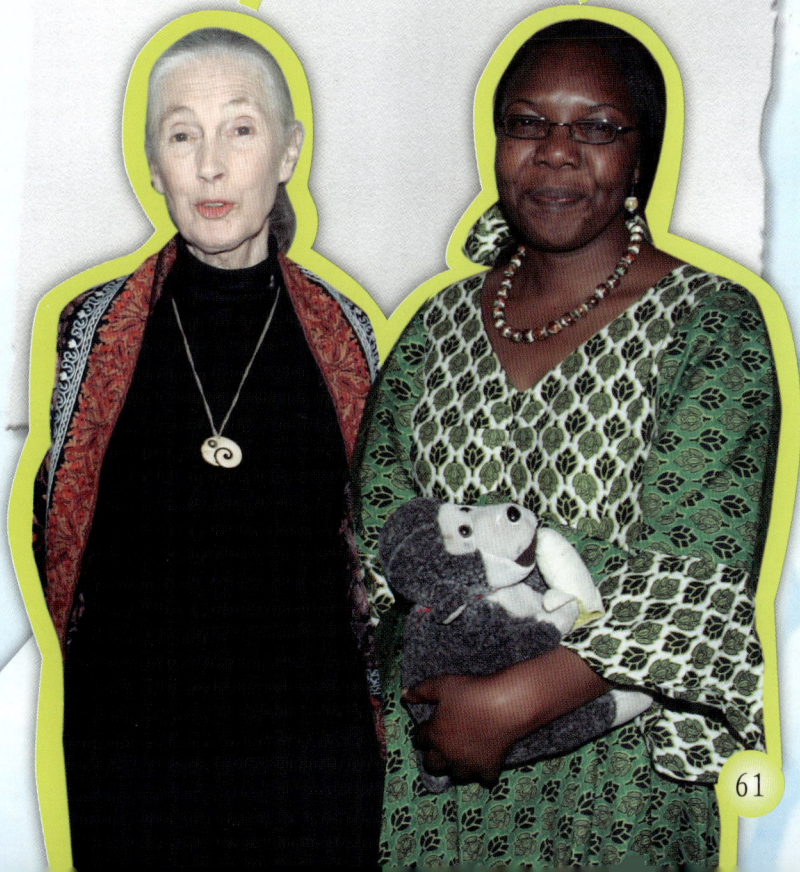

61

疫苗

19世纪初，一种叫**天花**的疾病每年夺去成千上万条生命。直到三十几年前，人们才不用再遭受天花带来的痛苦了。世界卫生组织宣称，这种疾病已经完全被控制了。人们再也不用面对天花的二次侵袭了。

这样的胜利是怎样取得的呢？答案是一种叫疫苗注射的处理。疫苗是用死去的或衰弱的细菌或病毒制成的。疫苗注射到身体里以后，身体不但不会生病，还能抗击细菌或病毒，防止了现实感染的发生。

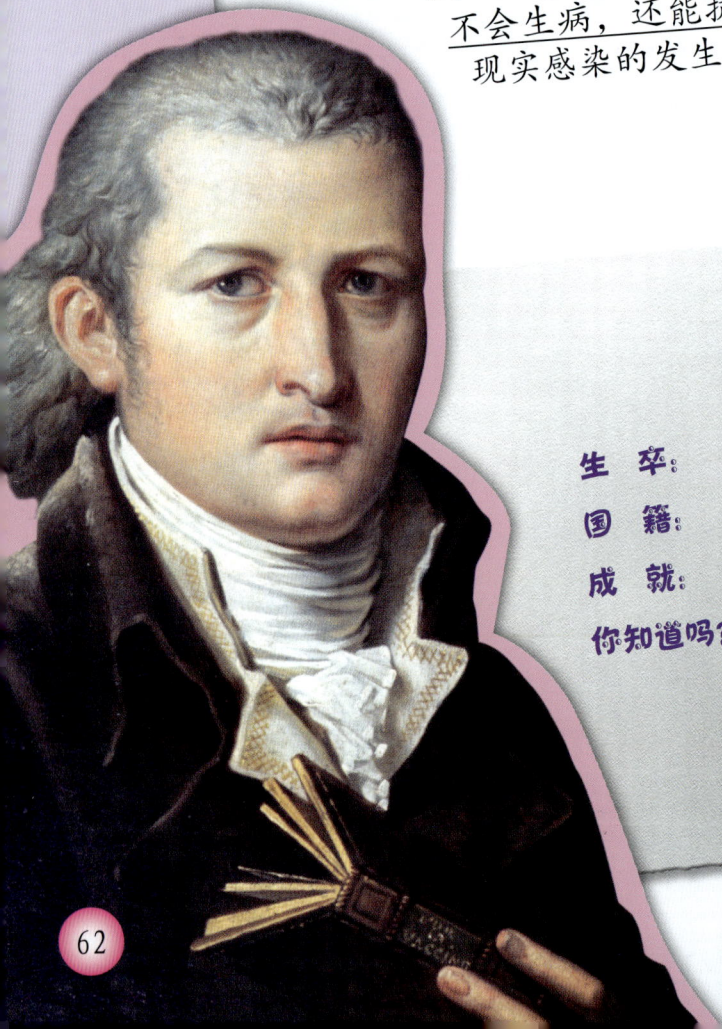

爱德华·詹纳

生 卒： 1749—1823

国 籍： 英国

成 就： 开发疫苗

你知道吗？ 詹纳曾被任命为国王乔治五世的内科医生。他还是家乡格洛斯特郡伯克利市的市长。

早期的疫苗

在人类历史上，使用疫苗的想法被尝试过很多次，并取得了一些成功。但是，爱德华·詹纳是最早开发活疫苗的。他成功了，还将疫苗带给了普通大众。今天，他被认为是历史上救人数量最多的一个人。

在詹纳生活的年代，天花在欧洲蔓延，夺去了许多人的生命，或使人致残。詹纳注意到，和奶牛待在一起的人不得天花，他们得的是牛痘，一种比天花轻微得多的疾病。这成了詹纳发现疫苗的关键点。

牛痘：最早的疫苗

到了17世纪晚期，詹纳形成了一个假说，牛痘能为身体提供保护，与天花对抗。他实验了一下，让一个小男孩接受牛痘注射。男孩显现出一些病症。后来，他让这个男孩碰触到天花，而没有采取任何保护措施。男孩没有得天花。

牛痘注射剂成为最早的疫苗。在接下来的几年里，不列颠的居民们和其他地方的人接种了疫苗，得到了对天花的免疫。詹纳的努力虽然没有达到彻底避免患病者死亡的效果，但它有助于阻止这种疾病的蔓延。

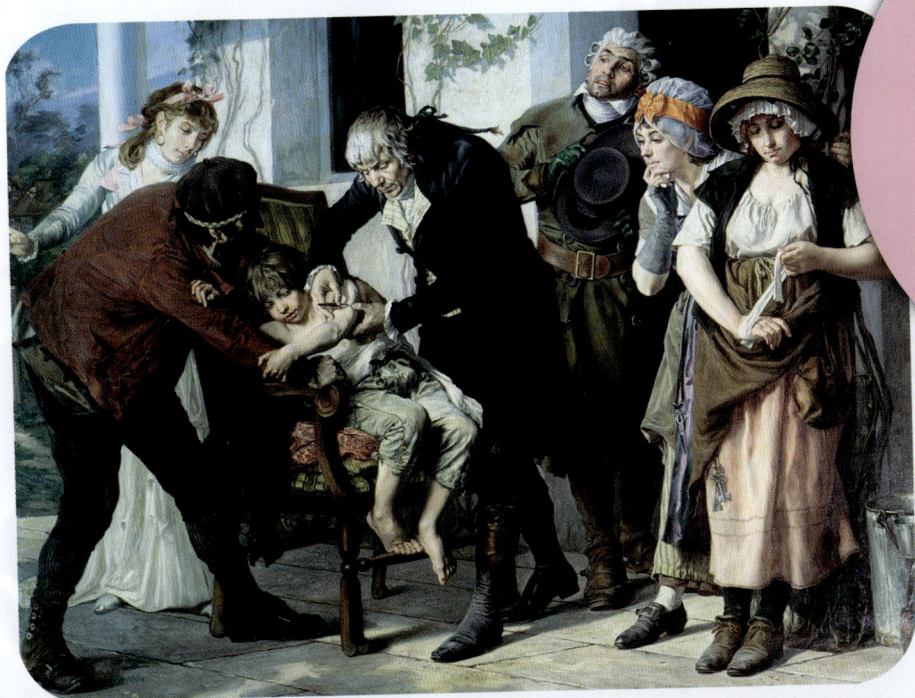

这是从一位艺术家的角度表现詹纳（身着黑色上衣）为他的实验对象注射挤奶姑娘从远处带来的牛痘。

今天的疫苗

现在，疫苗可以预防多种疾病，如麻疹、小儿麻痹、白喉、风疹等。这些疾病曾经很常见，但现在比较少见了。疫苗对预防流感病毒也有效，有时候流感是很严重的。

研究者们继续寻找新的疫苗，尤其是疟疾、艾滋病这样严重疾病的疫苗。研究者们面对的一个问题是，病毒的变异或变化。疫苗通常只对病毒某些类型起作用。如果一种病毒变异，那么原来有效的疫苗会变得对它不再有效了。

今天，疫苗广泛应用于世界各地以对抗许多疾病。

艾滋病

20世纪80年代初，医生开始发现一种新的疾病。这种疾病被称作后天免疫缺损综合征或艾滋病。艾滋病使人的免疫系统功能减弱。免疫系统的主要功能是防御外界传染、感染，随着病情的发展，患者变得越来越虚弱，直到死亡。

现在，艾滋病是全世界范围内的一种重度疾病，特别是在非洲。两千五百多万人已经死于艾滋病，还有更多的人在忍受这种疾病带来的痛苦。

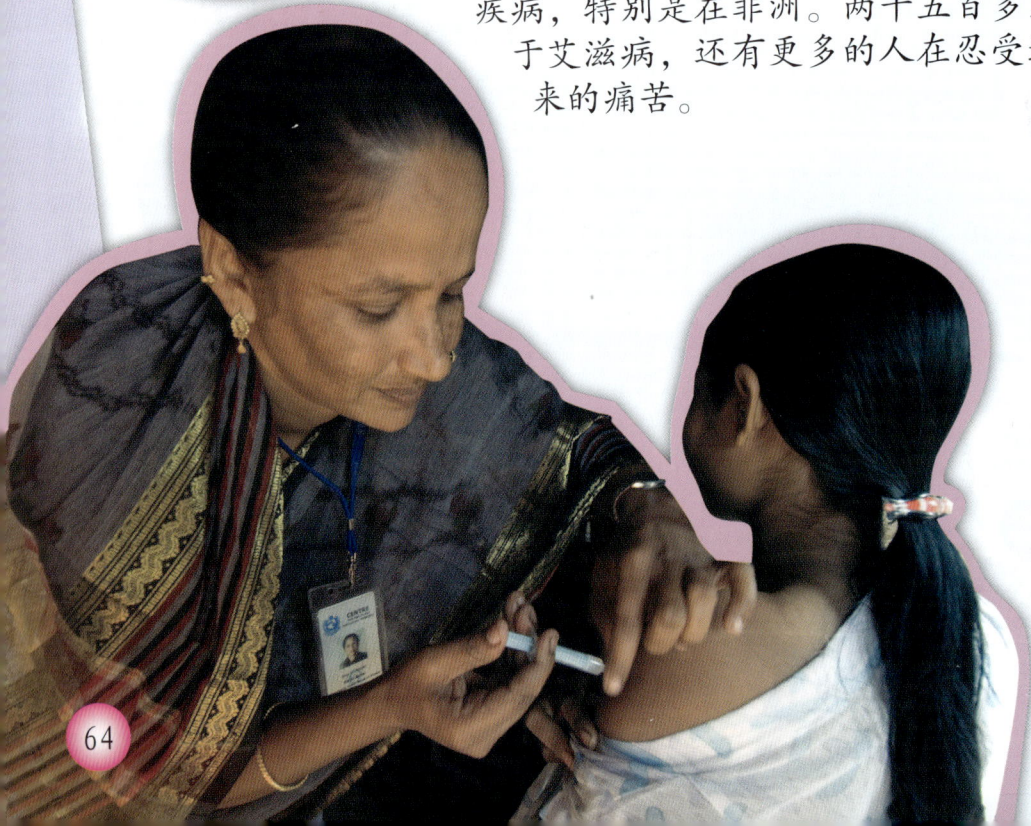

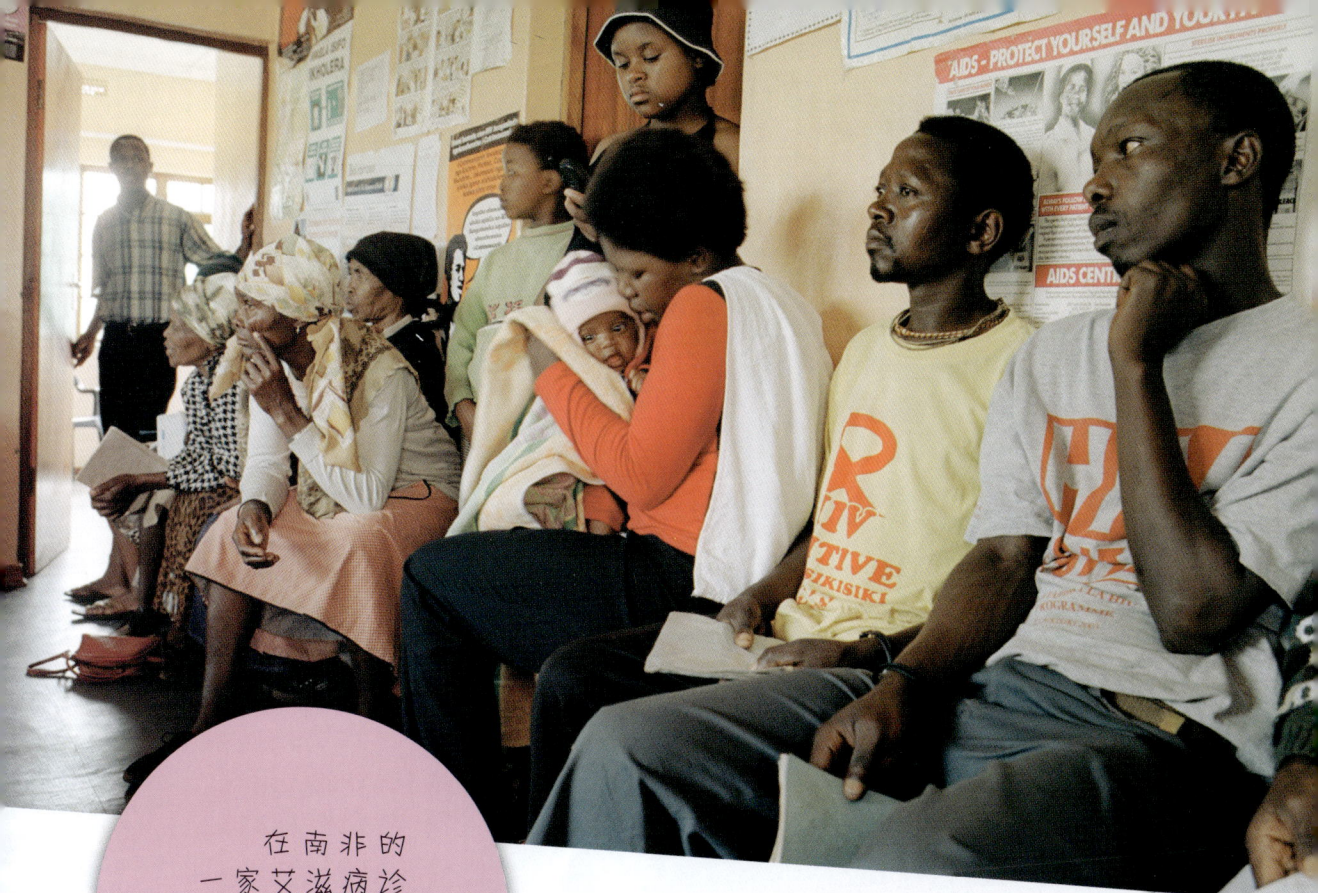

在南非的一家艾滋病诊疗所里，HIV病毒的携带者在等待治疗。

HIV：引起艾滋病的病毒

艾滋病的致病原因是一种病毒，叫作人体免疫缺损病毒，简称HIV。科学家们正在寻找一种可以对抗HIV的可靠疫苗，但这个任务实在太艰难了。

HIV病毒能通过性接触或血液从一个人身上传到另一个人身上。但握手或接吻这样一般性接触是不会传染的。

琳达·盖尔·贝克医生

琳达·盖尔·贝克医生在南非开普敦的一家艾滋病诊疗所里工作。她的诊疗团队参加了HIV测试网。团队是一个科学家小组，其成员来自世界各地。贝克医生和她的医疗小组认为研究者们的共同努力、分享信息资源是发现有效的艾滋病疫苗的关键。

外科手术

在许多个案中，仅仅使用药物还不能治愈疾病。许多严重的情况，像阑尾穿孔，需要立即处理，否则会有生命危险。**手术**过程中，医生打开患者的身体，处理或修复心脏、肺等出问题的器官。世界各地的医院里，外科医生们每天都救治很多病人。

伤口感染

直到18世纪，对于患者来说，**外科手术**仍十分危险。外科手术的刀口经常感染，医生们对这种感染及相应的处理还不是很了解。

读一下第54~55页的"发现**微生物**"那部分，路易斯·巴斯德尽力证明了微生物的存在。英国外科医生约瑟·李斯特曾细致地关注过巴斯德的研究。李斯特在他的手术中开始了几项减少微生物入侵的实践。他使用能杀灭微生物的化学物质处理手术器材，还在手术前洗手，然后戴上手套。

李斯特的努力成功了。今天，医院方面仍然坚持，外科手术必须在**无菌的**环境下进行，因为这能降低感染的风险。

约瑟·李斯特

生卒： 1827—1912

国籍： 英国

成就： 提出手术过程中，消毒杀菌能防止感染。

你知道吗？ 利斯特灵，一个牙刷的品牌，是用李斯特的名字命名的。

血库

患者在手术过程中会经常失血。如果一个人受伤严重，失血便是伤势中的一个重要环节。一位叫查尔斯·德鲁的内科医生曾致力于建立**血库**存放血液。在血库里，献血者的血液可以一直存放到患者需要它的时候。德鲁的研究在二战中挽救了很多士兵的生命。

非洲裔美国人——德鲁，坚持捐献的血液不应该受献血者种族或民族背景的影响。科学家们现在承认，这一观点是正确的。

在现代血站，血液被测试、标示并小心存放。

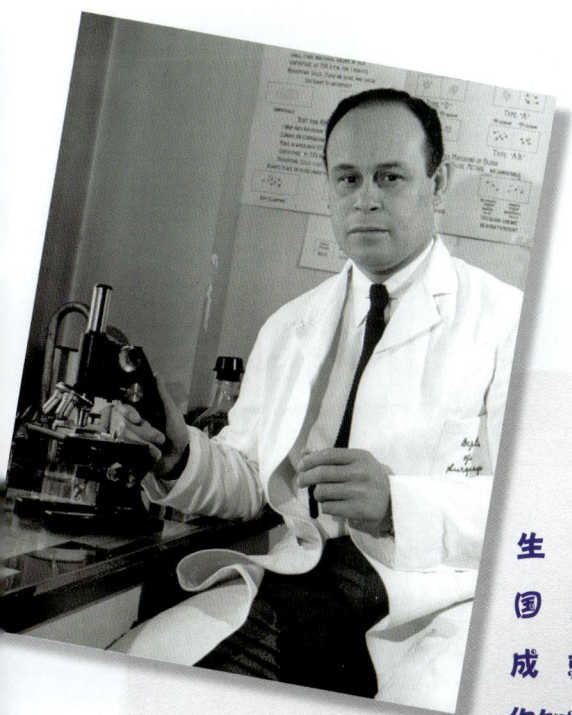

查尔斯·德鲁

生 卒：	1904—1950
国 籍：	美国
成 就：	血库
你知道吗?	德鲁在他大学时参加了校园美式足球队，被选为最有价值的球员。

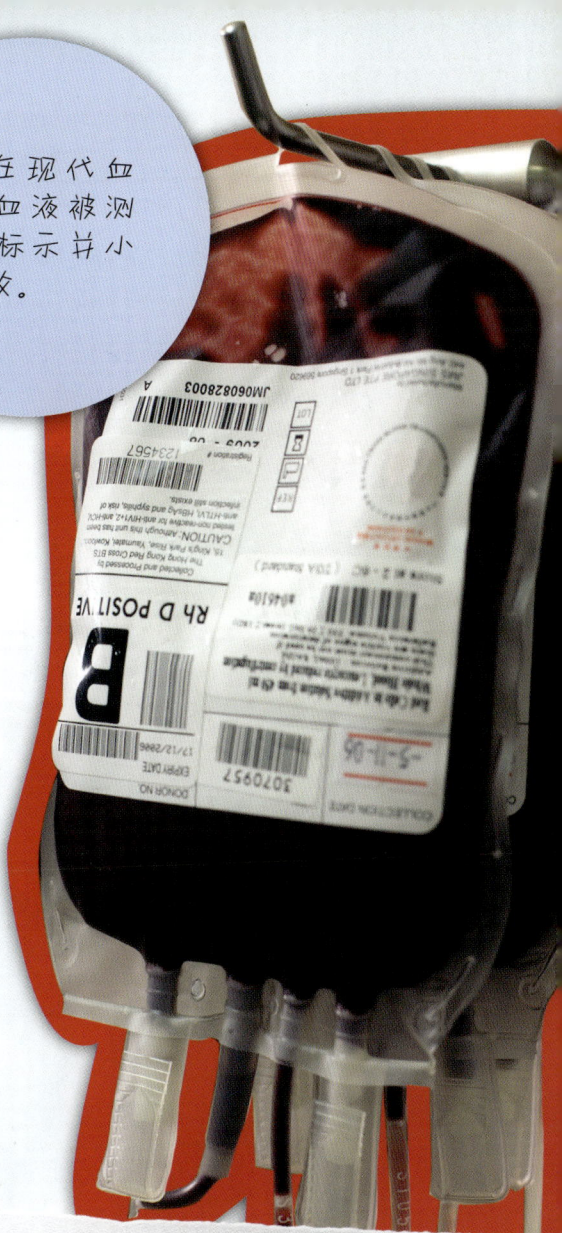

外科手术的革新

外科手术究竟能有什么样的变化呢？答案每天都在增加。现在，外科医生能为人体的每一个器官做手术，包括心脏、大脑、肝脏、肠道等。外科医生能将肠道患病的部分切除，再把剩余的部分缝起来。他们能切除癌变的组织，那是器官上生长的可能致命的**肿块**。他们甚至还能修补先天性心脏瓣膜缺损。

艰难的历程

生病的心脏是怎样在不伤及患者生命的前提下被切除、移植的呢？1967年，克里斯蒂安·巴纳德医生解决了这个难题，他第一个成功地完成了人体心脏移植手术。手术持续了9个小时，共有30多人参与。尽管患者术后只活了18天，但这个手术还是表明了心脏移植的可能性。

克里斯蒂安·巴纳德

生　卒：1922—2001
国　籍：南非
成　就：完成第一例人类心脏移植手术

你知道吗？　成功地完成人类心脏移植手术后，巴纳德成了世界名人。在人们眼中，他就像是电影明星。

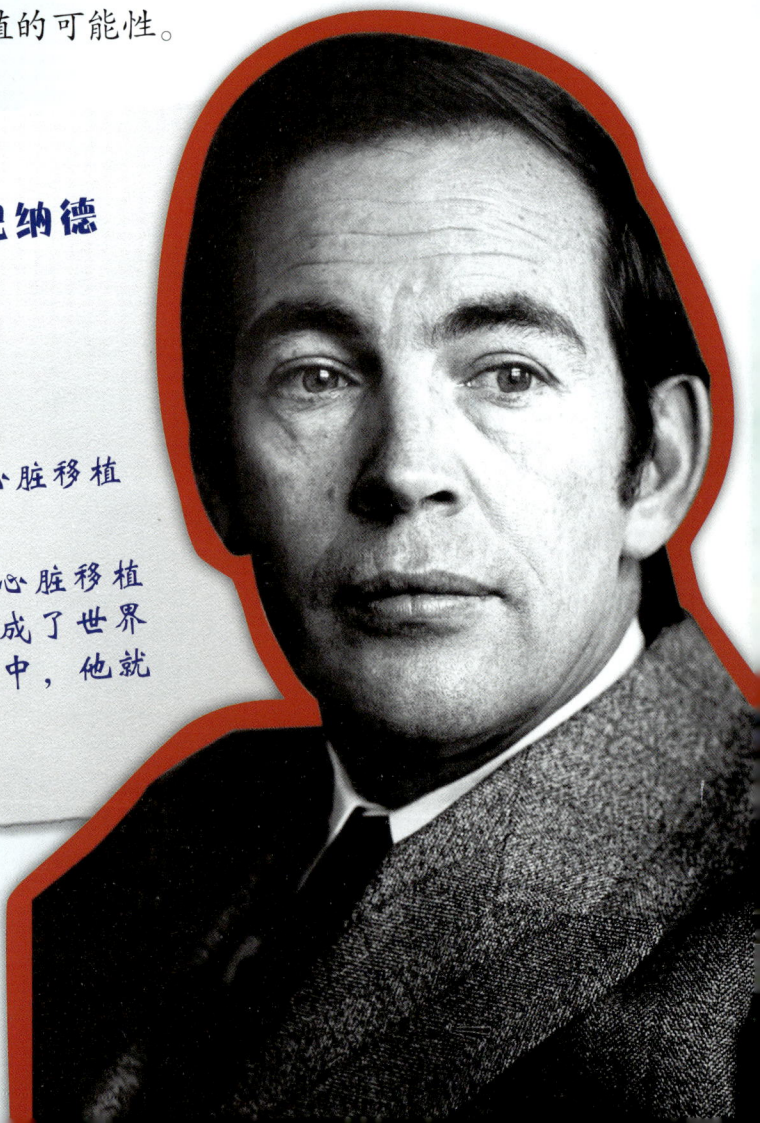

巴纳德继续实践着外科心脏移植手术。一位患者在接受心脏移植以后，活了23年，这比平均存活时间长很多。巴纳德还探索了一种心外科手术方法，不摘除原有的器官而直接移植。太完美了，植入的心脏帮助原有的心脏恢复功能。

如今，世界各地的心脏外科医生每年会完成上万例心脏移植手术。植入的心脏来自于人类捐献者或动物。有时候，人造心脏也被应用。

不寻常的心脏

心脏跳动，将血液输送到身体各个部位。健康成年人的心脏一般每分钟跳动60到80次。如果心脏停止跳动，身体便会很快死亡。

像图中的人造心脏从1982年起就被应用了。

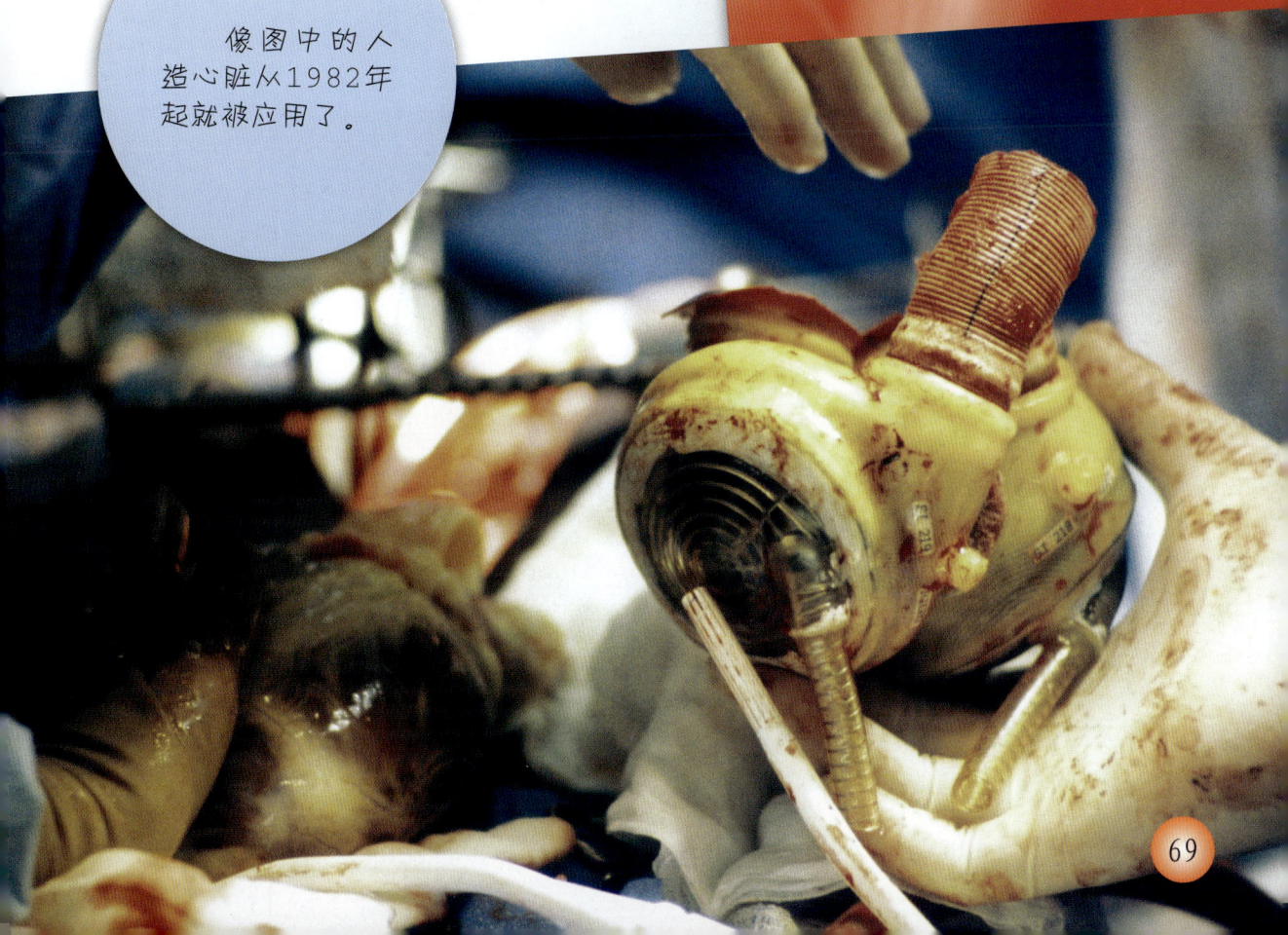

惊人的
外科手术

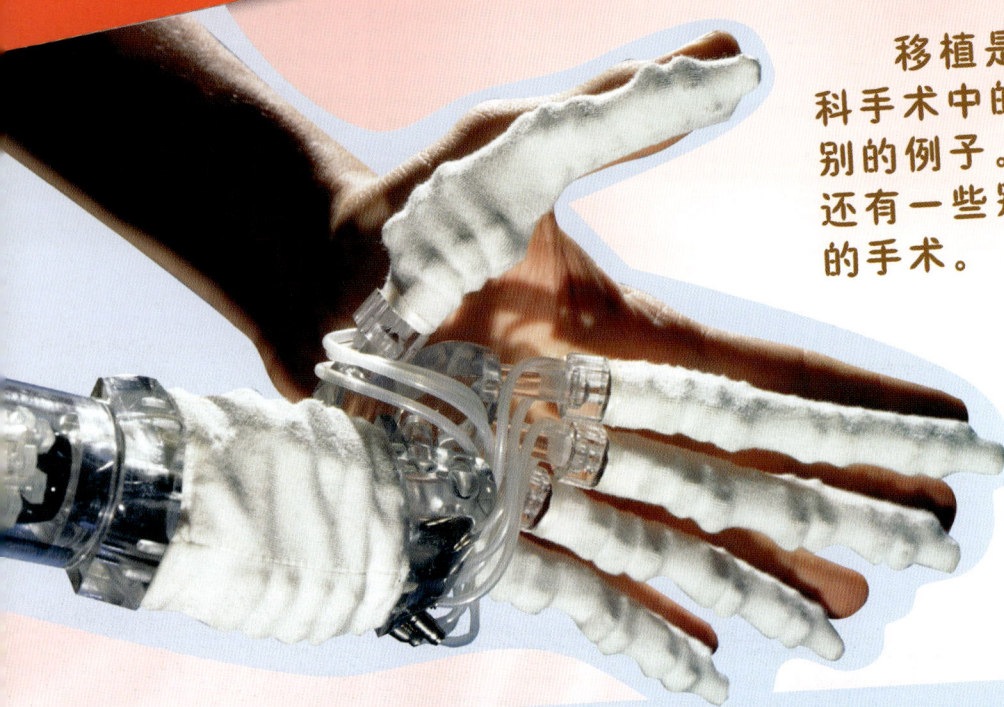

移植是现代外科手术中的一个特别的例子。其实，还有一些别的惊人的手术。

假 肢

　　有时，由于意外伤害或疾病，有的人失去了自己的手或其他肢体。过去，医生们能提供的最好的替代性肢体是用木头或塑料做的。现在，假肢已经有了许多改善。

　　照片中的假手能像真手一样活动，它能抓握大件物体。它动作非常灵活，抓握不紧也不松。手的表面很柔软，摸起来很自然。它的重量轻，价格也较便宜。

　　为了安装假肢，外科医生必须将假肢附着在相对于患者骨骼和肌肉比较合适的位置上。

脑外科手术

　　像其他器官一样，大脑也会生病或受伤。然而，脑部手术通常很困难，因为大脑对于人类的身体非常重要。此外，大脑的许多部分是外科手术很难触及的。

　　今天，脑部手术能处置大量的脑部外伤和疾病。它们能去除肿块，引流脑部积液，修复脑部血管。研究者们还在继续寻找改善脑外科手术的方法。

眼科手术

　　眼睛是人体中最小、最精致的感觉器官之一。为了施行眼部手术，眼科医生经常使用激光。某些强有力的激光可以被用作切割工具。

　　有了激光和其他技术的帮助，眼科手术变得简单、安全，能改善患者的视力。因为有了激光，现在许多手术都具有实现的可能性。

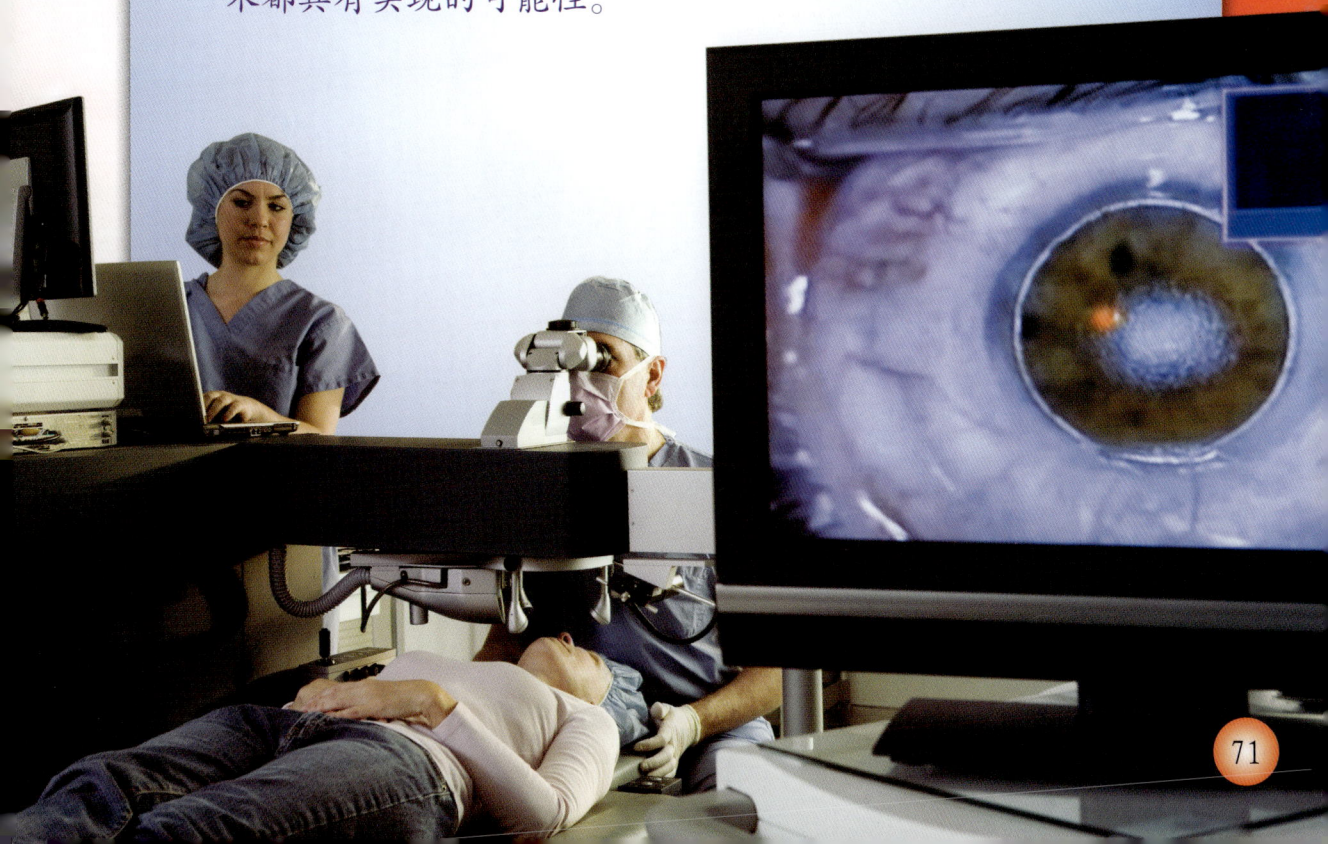

公共健康

18世纪初，新工业技术意味着人们在大城市里的生活空间开始变得越来越小了。拥挤的环境导致了一些健康问题。其中之一是霍乱加剧，这种疾病损伤消化道。一般情况下，霍乱患者迅速丢失水分，经常几天内就会死亡。

现在，科学家们已经知道霍乱是由细菌引起的。这在18世纪还不被人了解。当时，霍乱迅速蔓延，暴发突然。1854年，伦敦市索霍区内的一次霍乱在10天内夺走了约500人的生命。

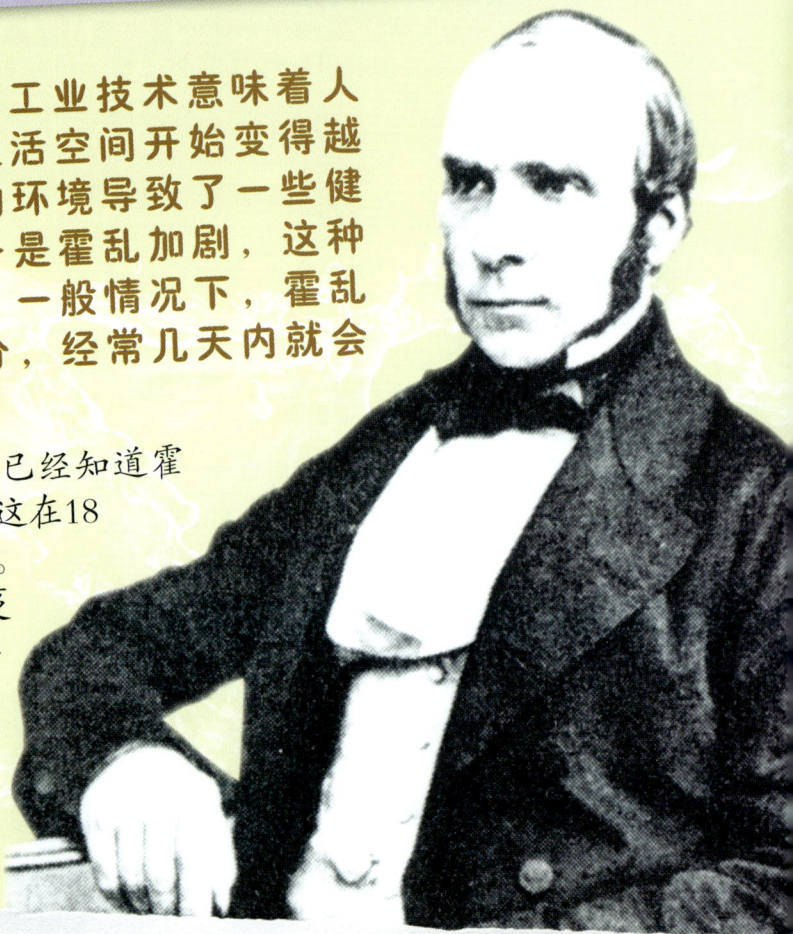

约翰·斯诺

生　卒：1813—1858

国　籍：英国

成　就：在公共健康领域的突破性研究

你知道吗？斯诺还是麻醉方面的专家。维多利亚女王生第八个、第九个孩子的时候，他为她推注麻醉药物。

改善公共健康

那时候，大多数医生相信，引起霍乱的原因是糟糕的空气。英国内科医生约翰·斯诺对此表示怀疑。他将关注的重点转向伦敦地区的水源。

斯诺同居民们交谈，观察病人的初期症状。他得出结论，霍乱暴发的原因是索霍区布罗德街只有一个水泵。他通过在伦敦的地图上描绘霍乱的蔓延过程证明了这一点。霍乱的具体发生地点就聚集在那个水泵周围！后来，人们发现，那个水泵被粪坑污染了。

斯诺及其他人的研究表明，清洁的水源对公共健康的重要性。随着城市排水系统和公众水源的改善，像霍乱那样的疾病渐渐消失了。

今天，霍乱已经很少见，但是，在世界范围内，它依然能夺走患者的生命。控制体液的流失是治疗霍乱的关键。

目前的公共健康

　　由于公共健康的改善，霍乱不再困扰那么多人了。然而，其他疾病仍然能夺走人的生命，公共健康官员一直致力于阻止这些疾病的扩散和发生。他们的工作包括检查餐馆、饭馆，确保食物供应的安全。他们还检查水处理厂，确保供应的水里没有微生物。他们帮助分发疫苗，研究新的疾病，向人们宣传各种疾病以及怎样预防。

　　今天，最大的公共健康问题是什么呢？最可能的答案是贫穷。穷人通常缺少有营养的食物，清洁的水，合适的住房。更有甚者，他们有病几乎不去看医生。改善穷人的健康，是改善他们生活的重要部分。

珍妮特·莱恩·克雷邦

　　公共健康学的奠基人之一是英国医生珍妮特·莱恩·克雷邦（1877—1967）。在她的职业生涯中，她致力于改善孕产妇和婴儿的健康状况。她的许多观点现在还被人们所接受。

　　在一个著名的试验中，莱恩·克雷邦演示了母乳喂养的好处。一组婴儿是用牛奶喂养的，另一组婴儿则是靠母乳喂养。母乳喂养的婴儿增重更快，也更健康。

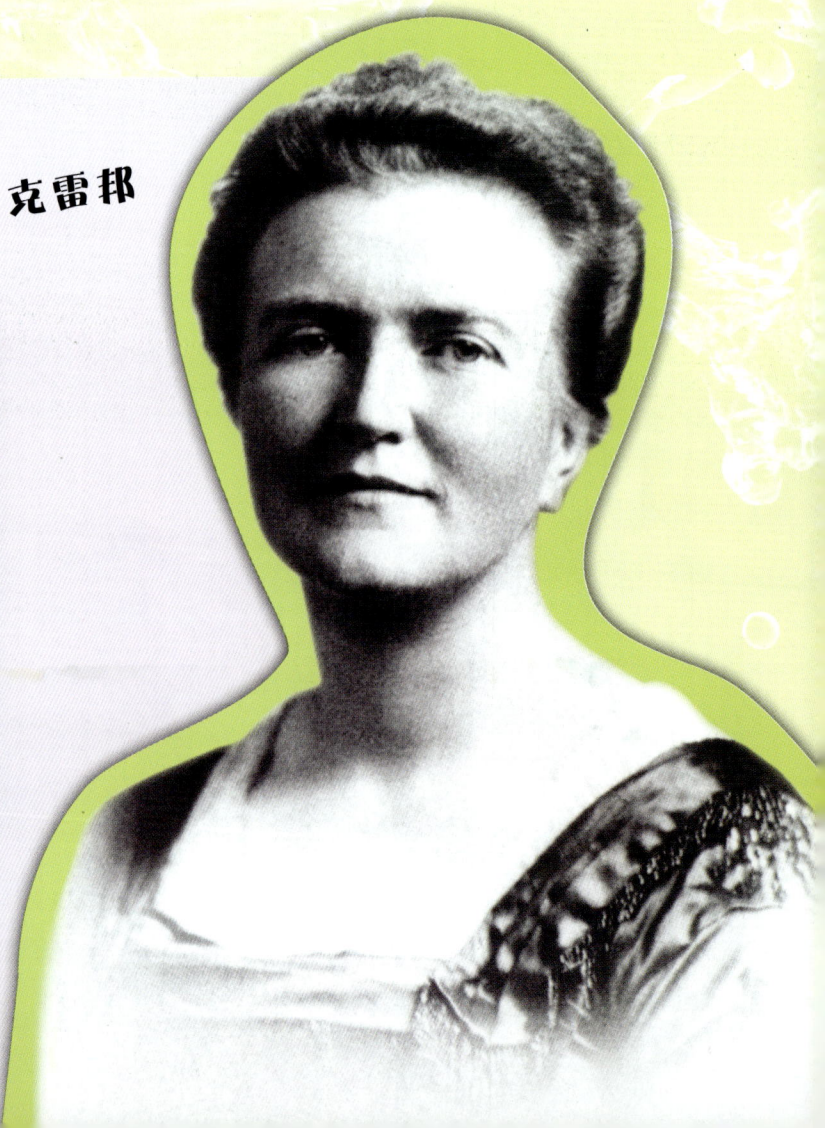

2009年，美国总统巴拉克·奥巴马任命丽贾娜·本杰明为医疗总督。她的工作是监督公共医疗健康服务情况。

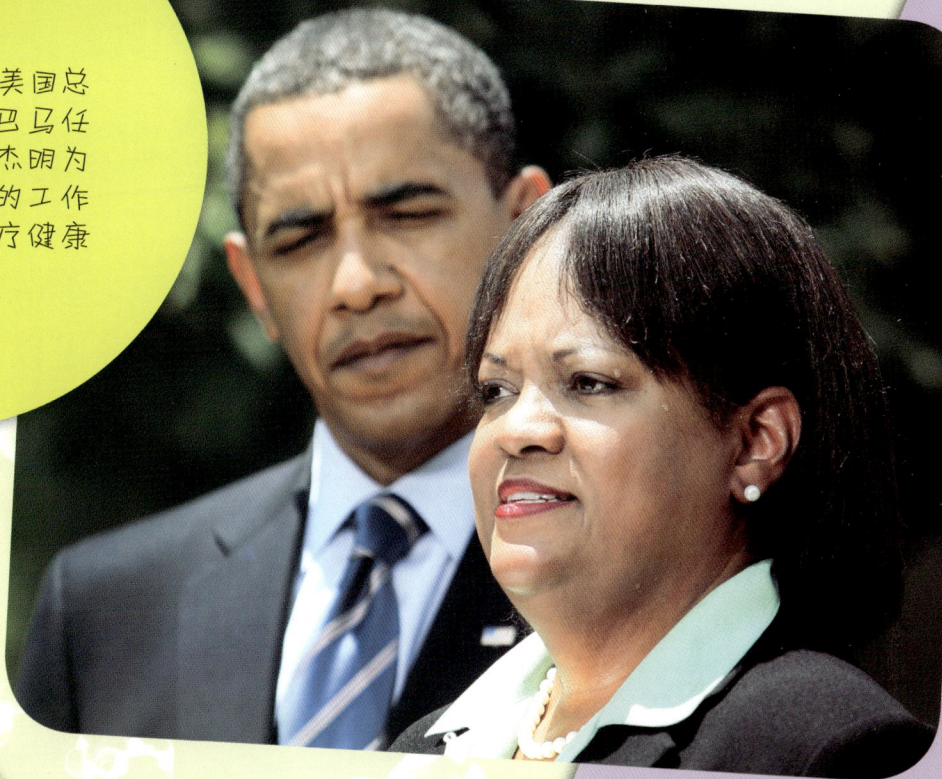

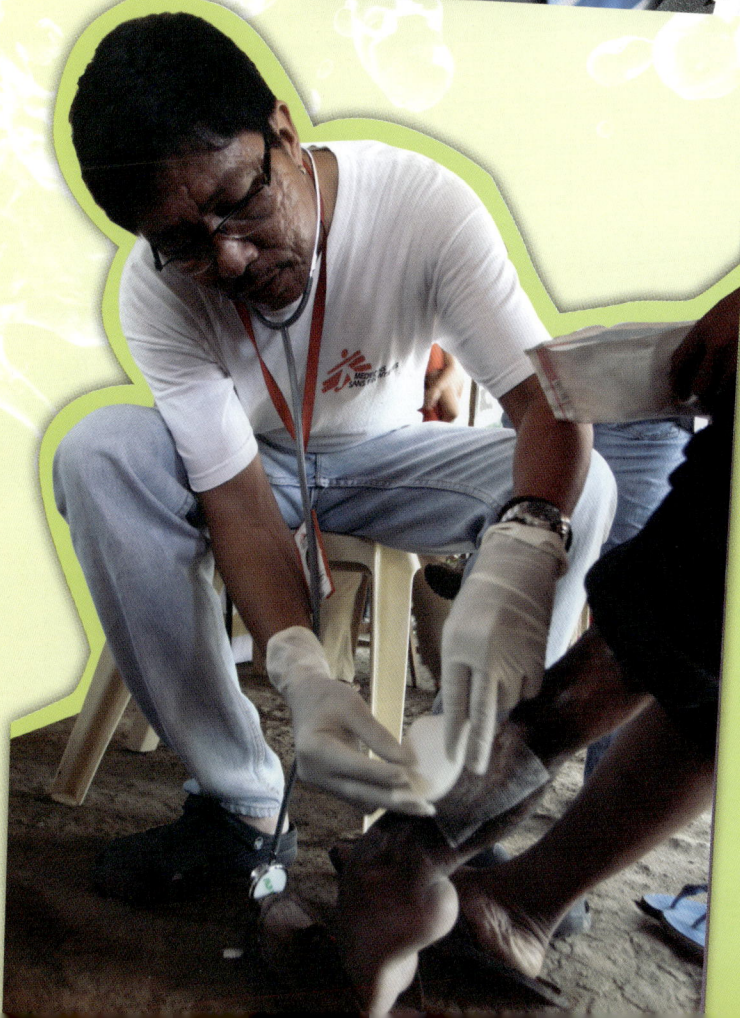

"无国界医生"

"无国界医生"是一个由医生、护士及其他医疗卫生专业人士组成的国际组织。所有参与者都信守一个理念：世界上每一个人都有享受健康医疗的权利。现在，他们在70多个国家救治病患。他们救治战争中受伤的平民、自然灾害中的受害者以及无法享受医疗卫生的穷人。

1999年，"无国界医生"获诺贝尔和平奖。

75

癌　症

　　人体是由许多个叫作"细胞"的微小单位体构成的。细胞分裂，形成新的细胞。通常，这种进程以有序、有利的方式发生。

　　在癌症中，细胞分裂以一种迅速的、异常的方式发生。这样分裂的细胞可能形成大量病变细胞，叫作肿瘤细胞。不同类型的癌症可能发生在人体的每一个器官上，并扩散。今天，许多类型的癌症能得到有效治疗。整个治疗过程可能包括药物、外科手术、放射治疗等。

化学治疗

　　保罗·欧利希在研究染料和颜料的事业中发明了一些方法，其中的许多方法现在仍然被应用。他因使用化学物质治疗疾病而被人们铭记，这些方法叫作**化学疗法**。欧利希的目标是找到一些能在血液中穿行的，只影响病变细胞或侵害性组织的化学物质，它们对人体正常的健康细胞影响微小或没有影响。

　　欧利希研究癌症的化学疗法一直到他生命的最后。1908年，他因自己的研究获得了诺贝尔医学奖。

保罗·欧利希

生　卒：　1854—1915

国　籍：　德国

成　就：　最早开发了化学疗法

你知道吗？　欧利希想让化学物质像"神奇的子弹"一样发挥作用，寻找身体中的致病组织并摧毁它。

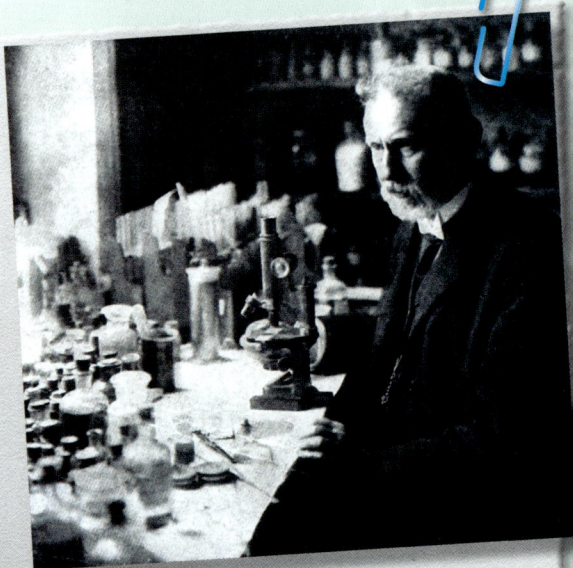

放射治疗

19世纪初，科学家对他们所发现的X射线和其他放射物质感到困惑。玛丽·居里认为放射物质直接来自于原子。原子是微小的粒子，它构成物质并占据空间。

居里夫人发现了两种自然放射元素。她详细研究了用放射的方法使肿瘤萎缩或消失的方法，这被称作**放射疗法**。经过多次调整改进，放射疗法一直被应用，直到现在。

从另一方面看，大量放射物质对人体健康非常有害。由于研究工作的原因，居里的健康状况很糟糕。

玛丽·居里

生　卒：1867—1934

国　籍：波兰【法国（后来）】

成　就：研究放射活动，发现并分离放射性元素，使用放射疗法治疗疾病。

你知道吗？第一次世界大战时，居里夫人和她的女儿艾琳为伤员拍X光片。她们经常开着一辆货车去战场。

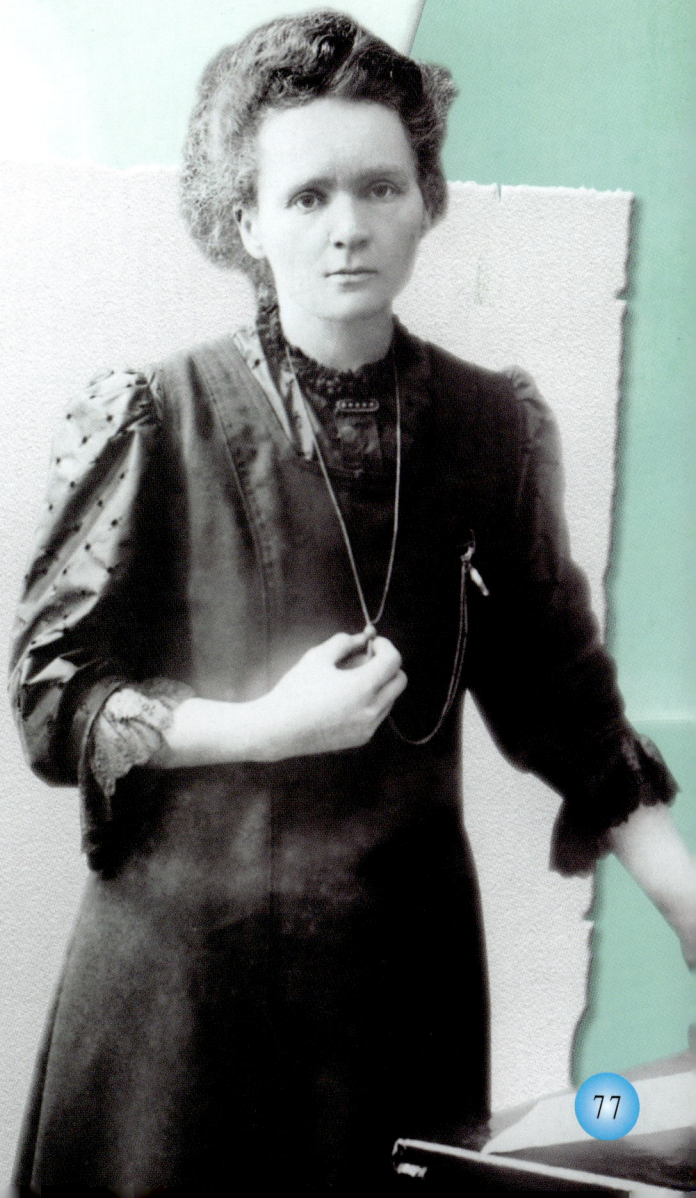

今天对癌症的治疗

　　40年前，医生对许多种类的癌症还没有拿出有效的治疗方式。但最近这40年里，发生了巨大的变化。新的药物，新的治疗方法及检测癌症的新办法，挽救了许多生命。不幸的是，每年仍然有上百万人死于癌症。

对癌症的研究

　　全世界的医生和科学家都竭尽全力寻找治疗癌症的新办法。许多医院和组织也是如此。而且，许多癌症患者，像全美自行车赛冠军兰斯·阿姆斯特朗，还依然活着，他们投入时间和金钱与这种疾病作斗争。

　　许多对癌症研究的重点在于探究癌症发生的原因。一些发病原因是环境中叫作**致癌物**的化学物质。烟草中的化学物质是尽人皆知的致癌物。石棉也是如此，那是建筑领域里曾经使用的一种物质。现在它已经被禁止使用了，因为它能导致癌症。

　　其他对癌症的研究还有寻找新的药物和治疗方法。医生们通常先在动物身上验证自己的想法，然后，才会在人类癌症患者身上试验，前提是这些癌症患者自愿接受试验治疗。经验证成功的药物和治疗方法会渐渐地被推广使用。

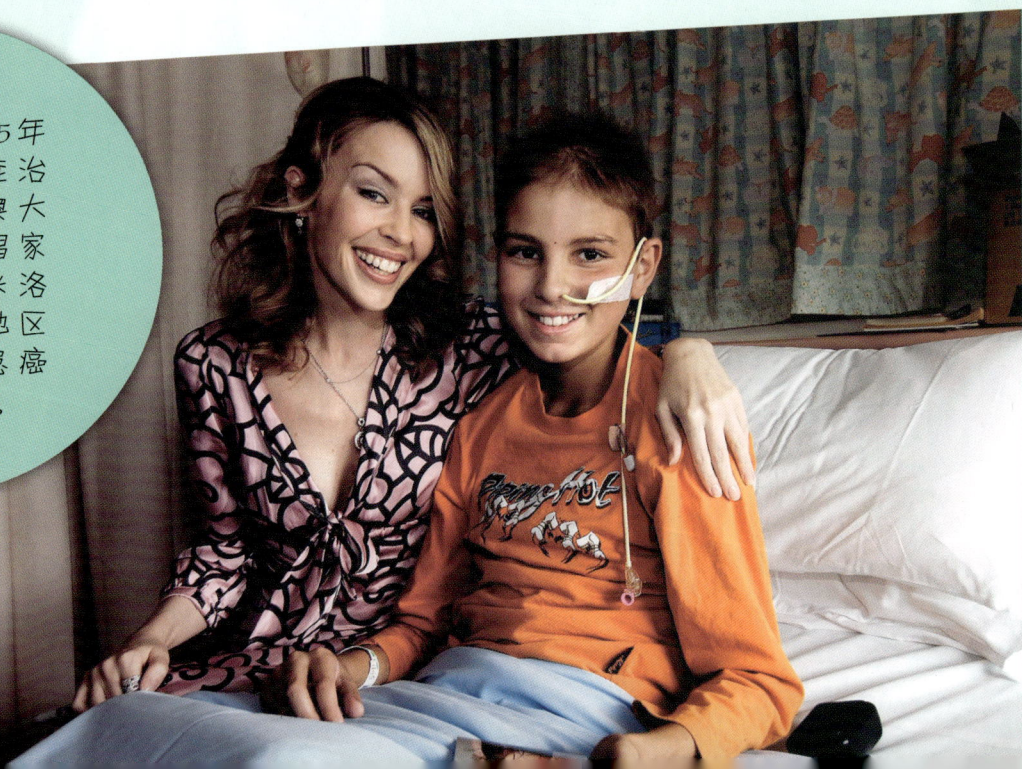

2005年接受癌症治疗后，澳大利亚歌唱家凯莉·米洛看望了地区医院里患癌症的儿童。

拉鲁·M.赤耐安

　　癌症导致**细胞**在人体内变化。拉鲁·M.赤耐安医生从细胞的层面研究癌症。为什么有些细胞会癌变，而有些不会？细胞是怎样发生癌变的呢？这些问题是他和他的团队在美国密歇根大学的主要研究方向。

　　赤耐安医生发现许多癌症的**生物标记物**。生物标记物是人体内的一种化学物质，它会暗示一种疾病的存在或疾病的可能性。生物标记物能表明**癌症**的来临，或者它已经到来了。赤耐安医生的希望是，确定一些有用的生物标记物，然后医生就能发现患者体内的早期癌症。越早发现癌症，癌症就越有可能被治愈。

　　赤耐安医生还成立了一个向世界各地的癌症研究者收集数据的组织。这个组织有一个网站帮助科学家们分享数据和交换看法。

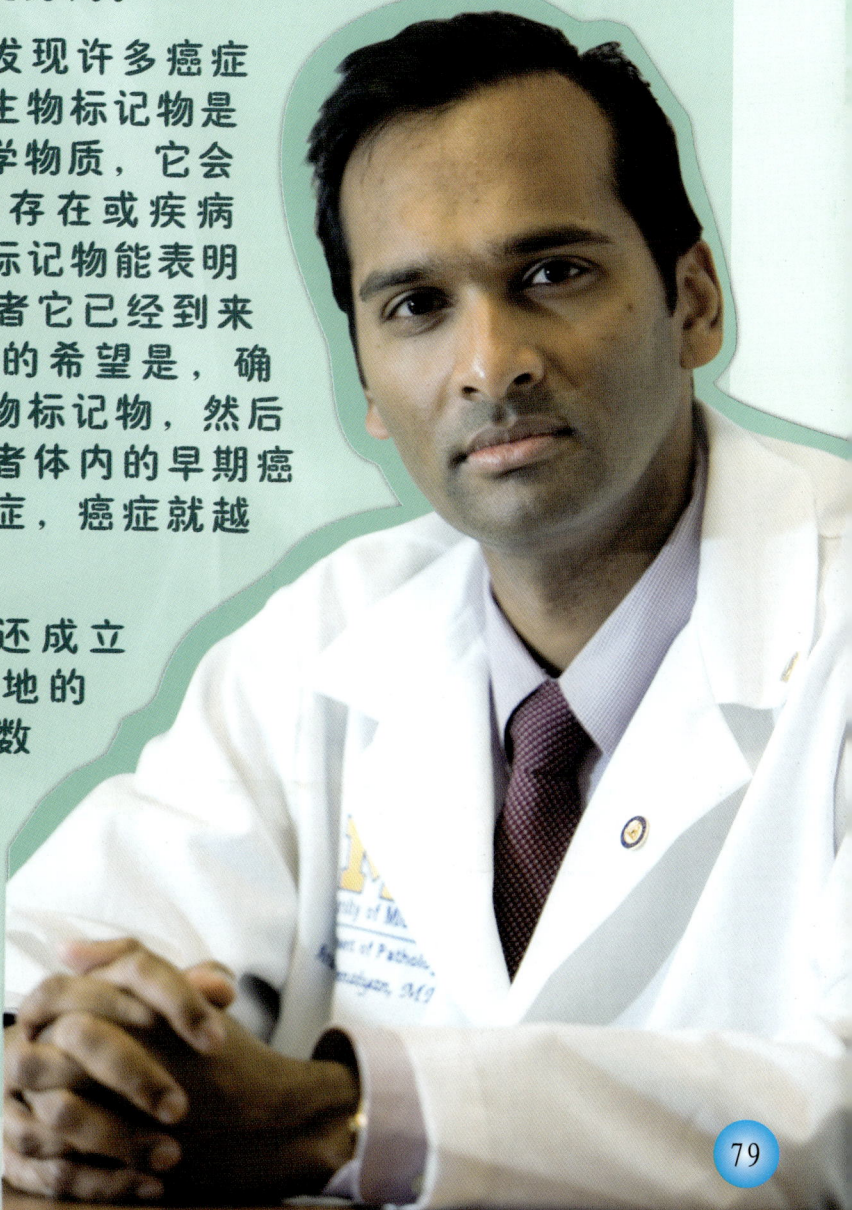

健康的婴儿

弗吉尼亚·阿普加毕业以后发自内心地想当一名医生。24岁的她是当时少有的女医生中的一员。她接受过外科和麻醉方面的训练。然而，她的主要贡献却是在婴儿护理方面。

阿氏评分是在婴儿出生后几分钟之内估计婴儿健康状况的方法，主要测量的是健康迹象，包括心率、呼吸、肌肉张力、反射和反应，还有肤色。医生们对阿氏评分方法给予很高评价，不仅因为它有用，还因为它操作起来非常节省时间。如果一个新生儿脸色发白，皮肤泛青，肌肉张力差，呼吸微弱，那么，医生就可以判定他需要紧急医疗护理。

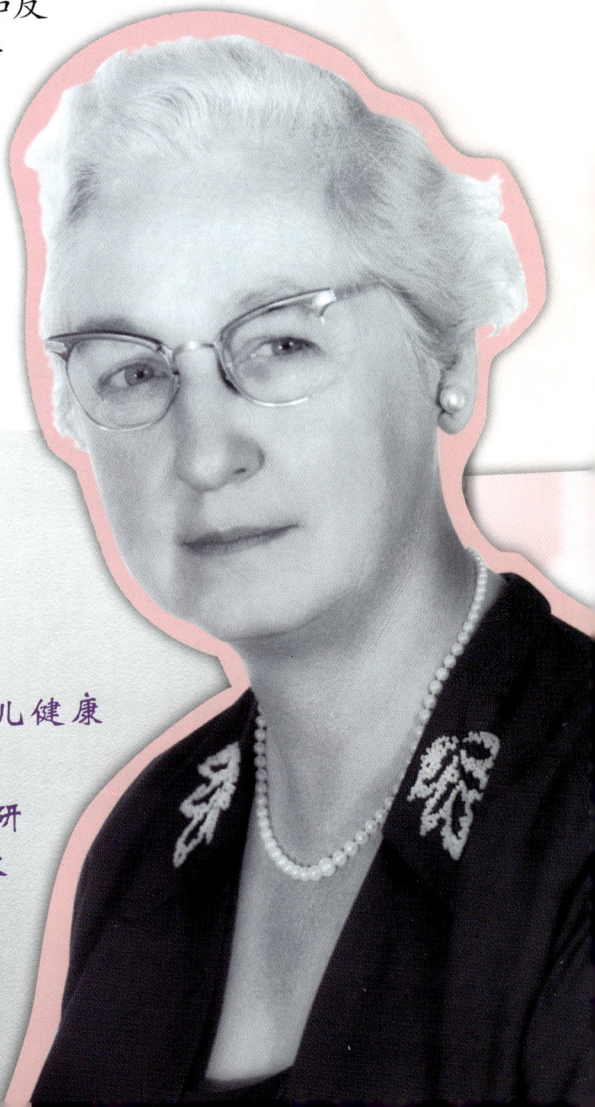

弗吉尼亚·阿普加

生 卒：1909—1974

国 籍：美国

成 就：开发了一个评估新生儿健康状况的体系

你知道吗？阿普加是第一位专门研究生育缺陷的医学教授。

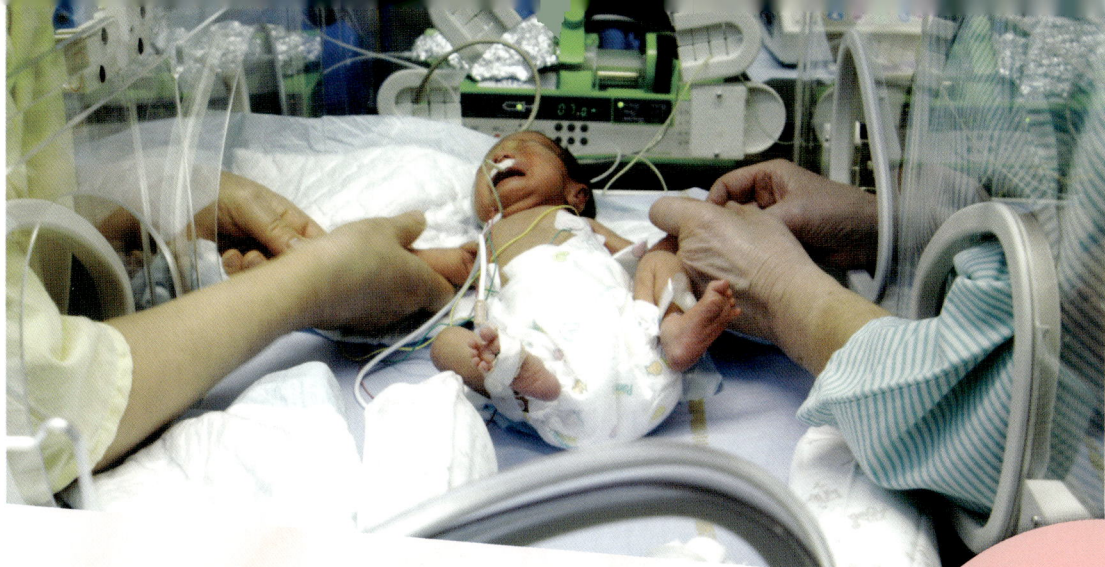

新生儿科学

婴儿出生前通常要在母体内待上大约9个月。然而，某些情况下，婴儿会早产。如果出生特别提前，他们需要特别的护理才能活下来。**儿科医生**需要看护新生的婴儿，尤其是那些生病或早产的婴儿。

在他们的照顾下，在母体中成长7个月的婴儿也能活下来，过上健康的生活。

对新妈可以促进婴儿的健康和发育。

那时候

18世纪，就连在干净、健康环境下成长的婴儿也不一定能活下来。生活在拥挤城市里的穷人中，每1000个新生儿中大约有300个活不到1年。

现在

现在的医生和护士都受过照顾婴儿和他们的母亲的良好训练。**助产士**经过训练后可以专门帮助妇女生产。在发达国家，新生儿的死亡率不到千分之十。

体育运动药物

　　为了在各种竞赛中获胜，运动员的身体必须处于巅峰状态。运动员的肌肉必须强健，有耐力，他们的骨骼、心脏、肺和其他器官也是如此。从事**体育运动药物**研究的人能够帮助运动员变得尽可能强壮、健康。

运动学

　　专业的足球运动员踢足球时的奔跑速度能达到每小时130千米。其他运动员的奔跑速度能达到每小时大约20千米。举重运动员能将90千克的重物举过头顶。

　　使身体达到这种状态的最佳办法是什么呢？怎样才能使身体处于巅峰状态却不受任何伤害呢？这些是**运动学**领域中研究的问题。运动学是一门关于身体运动的学科。这个领域的专家同运动员们共同努力，尽量使他们的技术日益完善，他们还同肌肉、骨骼或神经受到损伤的人合作。

顶级医生

　　当美国的专业运动员受伤严重的时候，他们经常打电话找阿拉巴马州伯明翰的詹姆斯·安德鲁斯医生。他的患者中有著名的足球、篮球、垒球运动员。他成功地为许多专业运动员治疗肩、膝盖、肘等部位的伤病。

　　安德鲁斯医生所做的远远超过外科手术处理。他是美国体育医药学院的创建者。在那儿，安德鲁斯医生和他的研究小组仔细观察了运动员们运动时的各种动作，包括跑、跳、踢、投、抓等。

詹姆斯·安德鲁斯

生　卒：　1942—

国　籍：　美国

成　就：　研究如何防止运动伤害，为受伤的关节做手术。

你知道吗？　安德鲁斯在美国路易斯安那州立大学读书的时候，就曾得过撑竿跳的冠军。

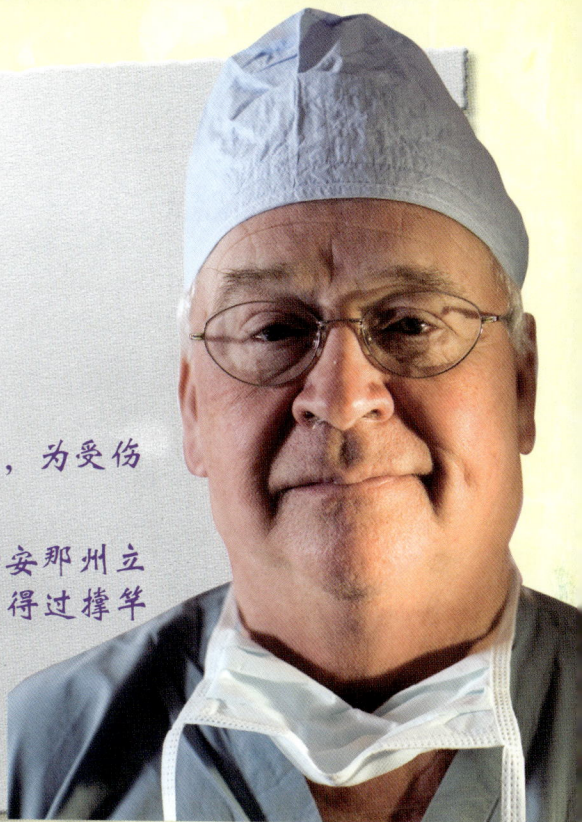

　　在美国运动医学院，他们还精确地测量过运动员运动时的身体情况。通过分析数据，运用肌肉、骨骼、关节等方面的知识，他的小组能够推荐专门的练习，帮助运动员达到顶峰状态，还尽量避免受伤。

　　这里，安德鲁斯医生在诊治一位运动员的肩关节。

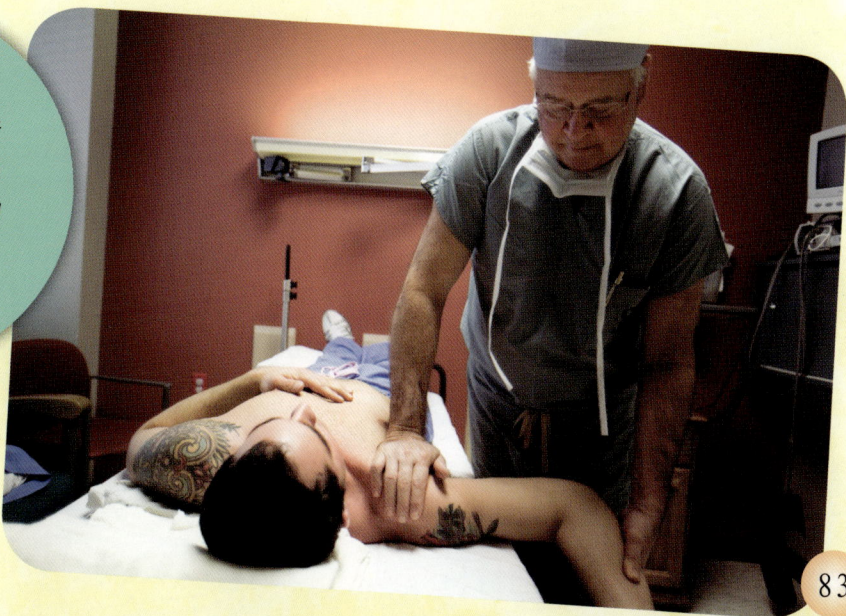

改变世界的医生

每天，医生、护士和其他医疗工作者要救治世界上许许多多的人。他们当中的每一个人，都能使患者的生命发生巨大的变化。

我相信，教育是使人走出贫穷的最好途径。

科内鲁·普拉萨德医生

科内鲁·普拉萨德医生

科内鲁·普拉萨德医生出生在印度，现在他在英国居住、行医。1992年，普拉萨德医生将自己在印度的住所捐赠给孤儿院。这是他的慈善事业的开始。后来他创立了健康教育之家。

普拉萨德医生的目标是为印度需要健康和教育的孩子提供医疗、教育和其他方面的服务。这个健康教育之家的所有员工都是志愿者。

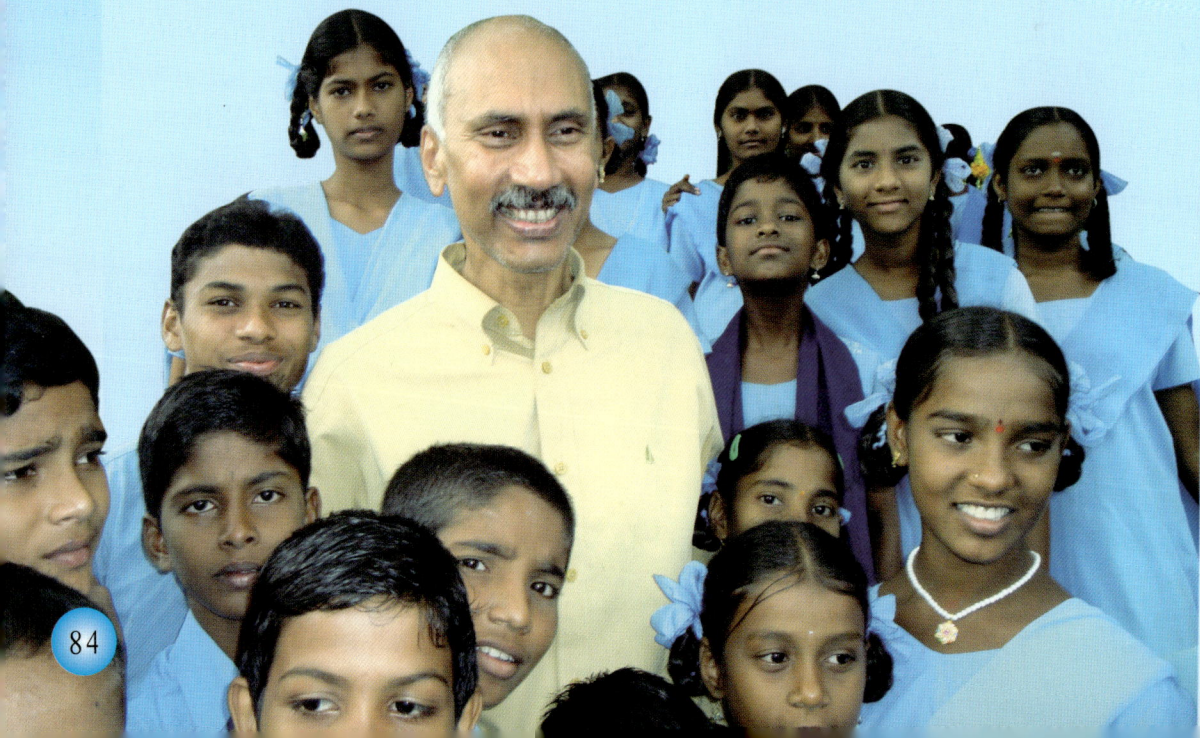

U. 戴安娜·白金汉姆

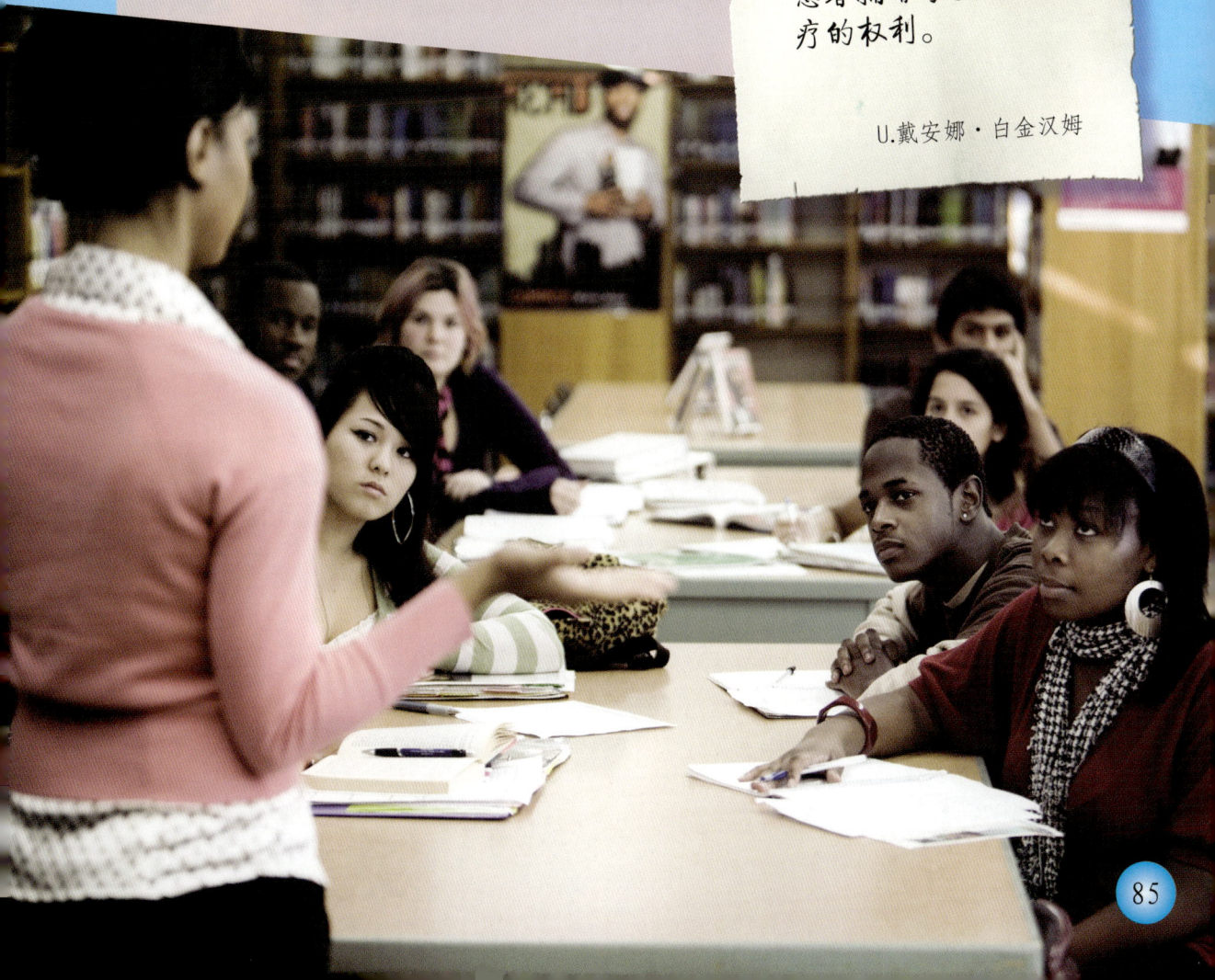

　　U.戴安娜·白金汉姆开始工作时是一名护士。接着，她断定在她的社区里有一种不曾遇到过的需求。这是一种对心理调节的需求，儿童和青少年对此特别需要。经过多年的学习，她成为一名心理医生，研究并治疗精神系统失常。

　　现在，白金汉姆医生是美国堪萨斯城的一名精神科医生。她在工作的大部分时间里，要面对非洲裔美国社区的儿童和青少年。她还要同医生、学生、家长、学校的教师交流。她深深地记得，医生必须考虑患者的文化和社会背景。她还相信，普及心理健康知识是帮助人们保持健康的重要途径。

> 我相信，通过教授健康知识，您会使患者拥有享受更好医疗的权利。
>
> U.戴安娜·白金汉姆

"飞翔的医生"

现代医疗在东非还非常少,特别是在遥远的村庄。一个被称为"飞翔的医生"小组经常为生病或受伤的非洲人诊治,他们居然成了生命与死亡的分界。求救要求一般通过电波传递。医生接到求救要求后,即刻坐飞机或坐车过去治病。他们还治疗动物咬伤和为人接生。遇有重伤或重病,他们就带着患者去城市医院。

有时,这样的工作很危险。"飞翔的医生"小组可能被请求去战区救治受伤的平民。医生们知道,他们的工作非常重要。"有的患者没有亲人。"玛琳·龙小组的一位医生说道,"你也不能告诉他们明天再来诊察,因为他们可能连明天也没有了。"

这些人每天的生活费不到1美元,根本不可能要求他们偿付医疗费用。所以我们是不计酬劳的。

亚历克斯·吉卡达

"飞翔的医生"
小组里的一名护士

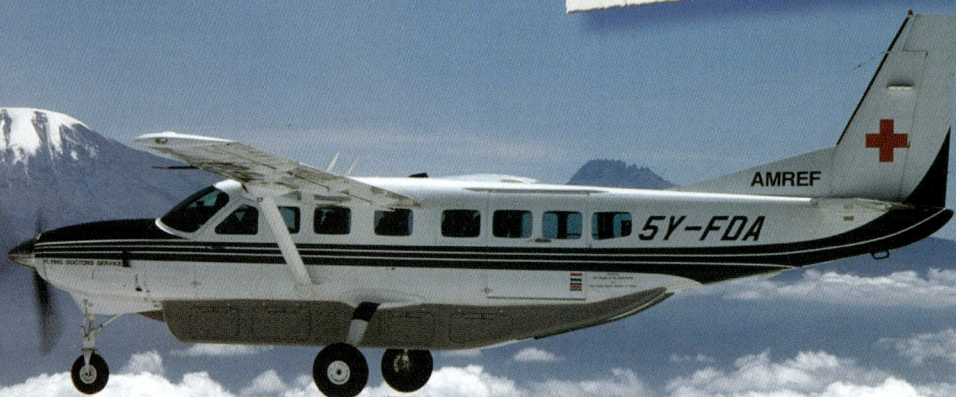

帕迪拉医生相信每个人拥有享受健康医疗的权利。这是美国加利福尼亚州的一个牙病健康诊所。

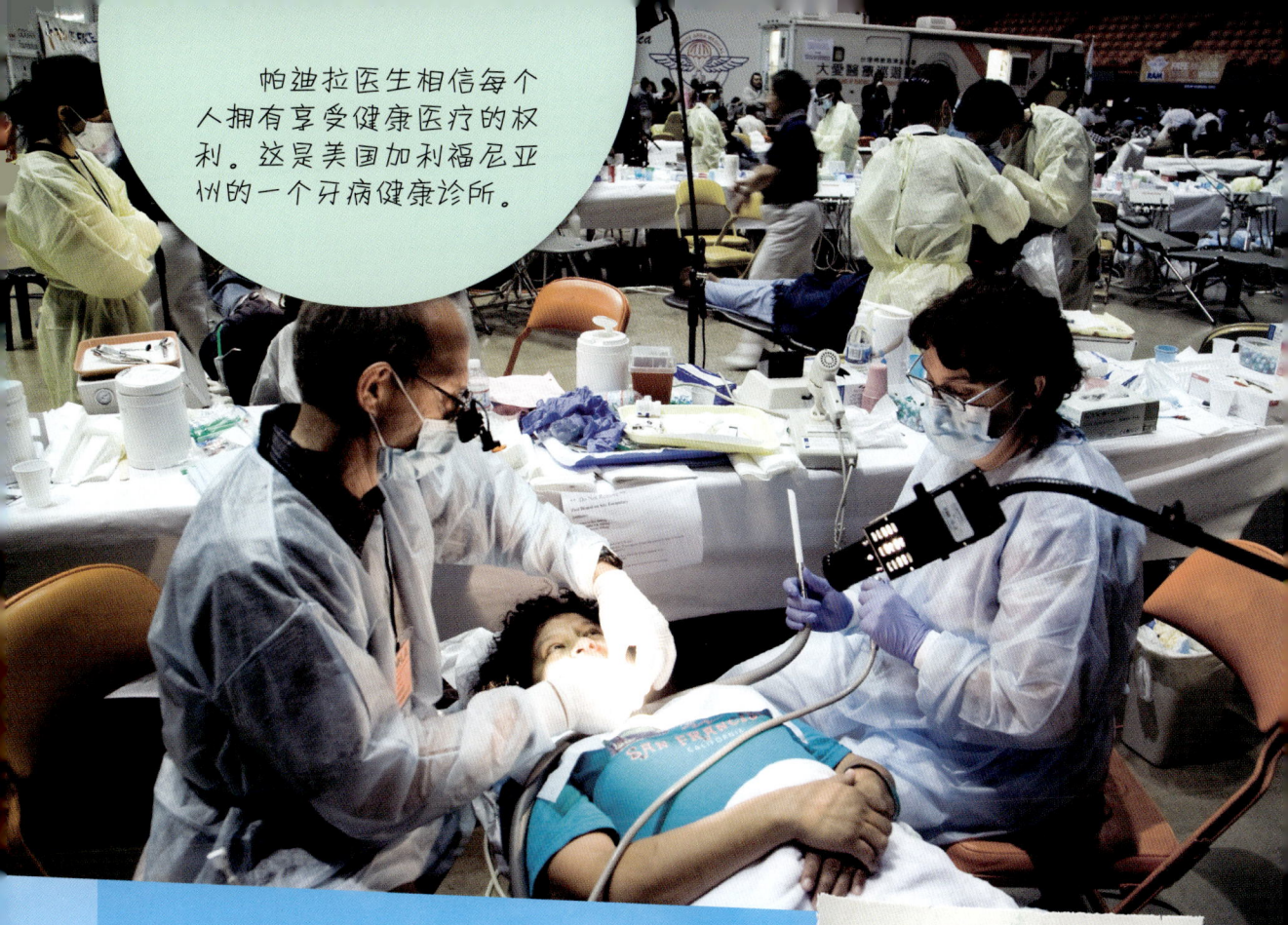

适当愉快地倾听、交流与关照，是我的哲学。

阿德里亚娜·帕迪拉

阿德里亚娜·帕迪拉医生

当阿德里亚娜·帕迪拉还在大学念书的时候，她就尽最大努力使她的母亲获得必要的医疗救治。她的母亲只说西班牙语，医生们只说英语。帕迪拉的经历促使她下定决心，选择了医学专业。她作出这一选择的另外一个原因是，她的理科，尤其是数学，学得很不错。

现在，帕迪拉医生是美国加利福尼亚州的一名家庭私人医生，她给西班牙社区的许多患者治过病。她还同社区居民交谈，教给他们医学知识。她的目标是，将高质量的医疗救治给予她的患者，那是他们应该得到的。

医学的未来

　　未来的医学会是什么样子的呢？新的治疗方式和方法会被发现，而新的疾病也可能出现。医生们将会继续使用电脑和其他技术。当然，他们还要依赖许多旧有的方法，比如，听患者口述并对他们的疾病作出判断。

　　有一个预言将要变成现实，即：有人生活的地方，就会继续有对医生和护士的需要。现在，许多人的医疗卫生需要还没有得到满足。随着人口数量的增加，对医疗卫生的需求也日益增长。

　　为了当医生，医科的学生必须学习几年健康学和医学。

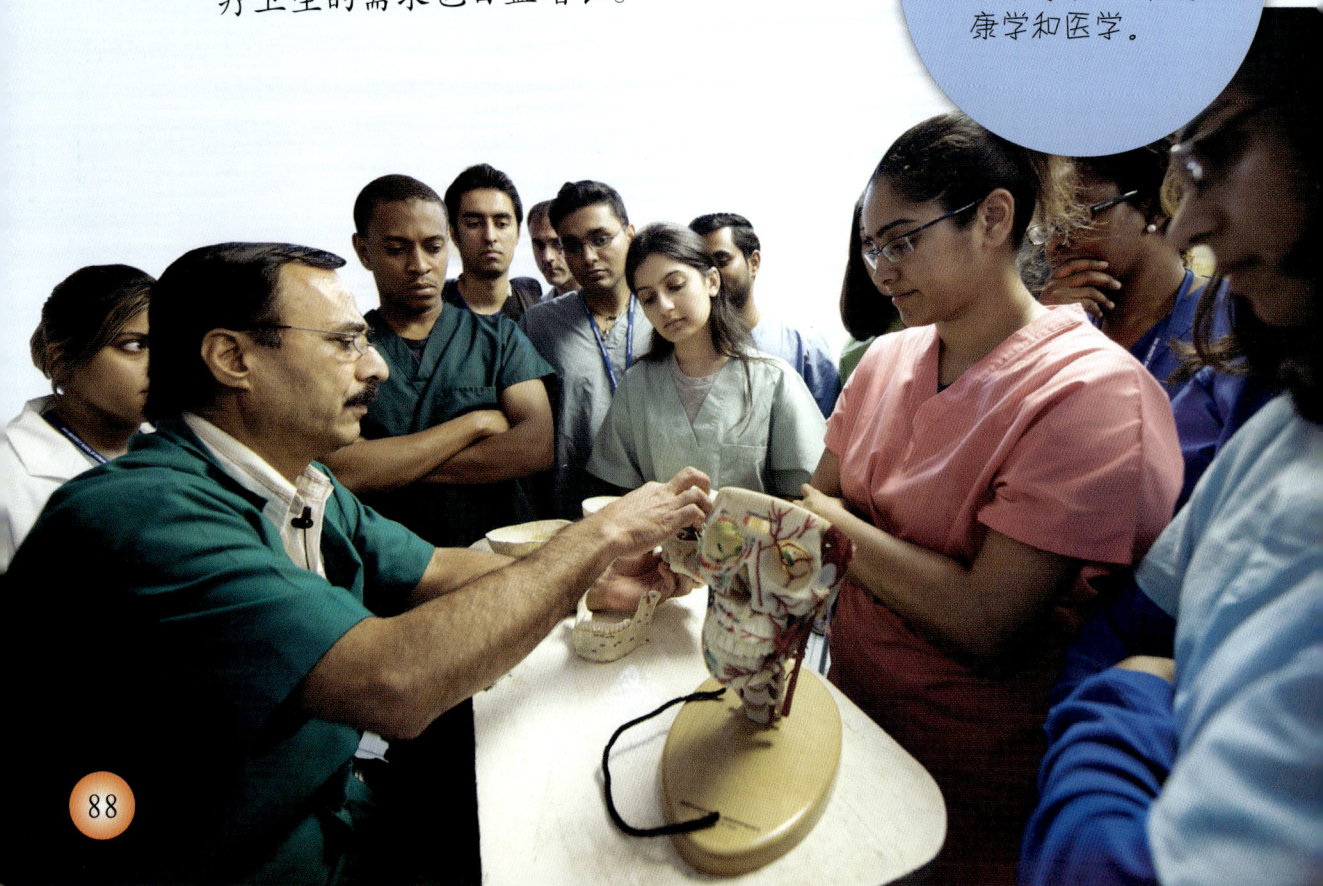

医疗事业

当医生或护士需要长时间的学习和实践。在大学，未来的医生必须学习自然科学，像生物学、化学和物理。要念几年的医学院，然后在医院实习几年。即使医生开始行医了，他们还必须时刻了解新的医学知识和发现。

你是否对从事医疗事业感兴趣呢？如果你能够做到努力学习和工作，那么医学社团欢迎你。医生、护士和其他医疗卫生方面的专业人士的工作都很辛苦，但在帮助人们走向更愉快、健康的生活时，他们感到了满足。

机器人 手术？

近来，机器人被用于安装汽车，修整草坪，甚至空间探测。机器人能否做外科手术呢？许多医生和科学家认为"能"。事实上，在许多家医院，机器人已经在辅助完成外科手术。

如果技术完备的话，机器人做手术比人做手术有一定的优势。在漫长的手术过程中，它们不会感到疲惫。它们切开和缝合组织都很精准。如果可能的话，它们还能被监控和遥控。

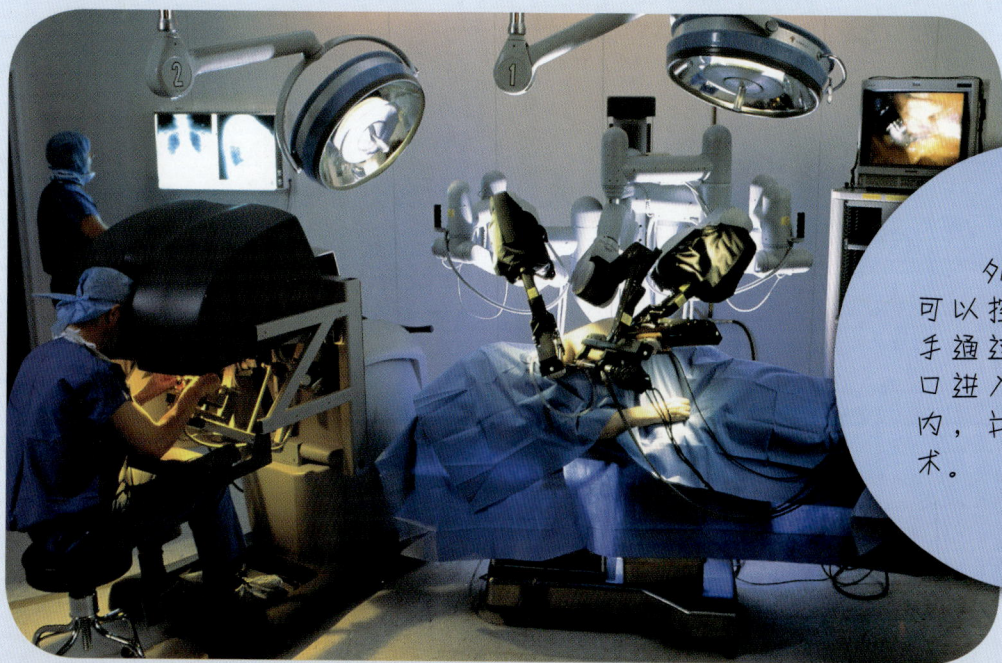

外科医生可以控制机械手通过微小切口进入患者体内，并完成手术。

大事年表（二）

顺着彩色箭头看看科学家们的一些医学观点和发现是怎样影响其他科学家的（按年份排列）。

1796

爱德华·詹纳验证了他的想法，牛痘能抑制天花，于是牛痘成了最早的疫苗。

1859

路易斯·巴斯德展现了微生物是怎样再生产的。后来，他开发出了对抗多种感染的疫苗。

1865

约瑟·李斯特用苯酚创造了无菌环境，并应用于外科手术。

1854

一次霍乱的暴发夺去了伦敦数千人的生命。约翰·斯诺提出霍乱发生的原因是水源被污染。

1909

保罗·欧利希开发了早期的化学疗法。

1940

查尔斯·德鲁建立了世界上第一个血库。

1952

弗吉尼亚·阿普加开发出阿氏评分系统，用于评估新生儿的健康状况。

2009

研究者们发现了攻击不同种类的HIV抗体。HIV是艾滋病的致病病毒。这一发现的结果使有效疫苗产生。

1928

亚历山大·弗莱明发现了盘尼西林，最早的抗生素。

1967

克里斯蒂安·巴纳德成功实施了首例心脏移植手术。

1999

"无国界医生"是一个国际性组织，致力于将医疗卫生带给全人类，并获诺贝尔和平奖。

1912

珍妮特·莱恩·克雷邦出版了自己关于母乳喂养好处的研究成果。

1984

巴里·马歇尔实验了他的假说，溃疡是由细菌引起的。

词汇表（二）

癌症：是指细胞异常生长和扩散的恶性疾病。

艾滋病：AIDS，acquired immune deficiency syndrome（后天免疫缺损综合征）的缩略语，是一种能导致死亡的疾病，攻击人体的抗感染能力。

病毒：非细胞型微生物，个体微小。

巴氏灭菌法：将牛奶轻微加热，杀灭细菌或降低细菌活性的过程。

儿科医生：治疗、护理婴幼儿及儿童的医生。

放射疗法：使用高能量放射线，如X射线、γ射线，治疗癌症和其他疾病。

HIV：人体免疫缺损病毒，是human immunode ficiency virus 的缩略语，能引起艾滋病。

霍乱：影响消化道的能导致死亡的传染病。

化学疗法：使用化学药物治疗疾病的方法。

化学物质：以固体、液体、气体形式存在的物质。化学物质可能自然存在，也可以在工厂里合成。

假说：假设，可以被验证的逻辑预言或猜想。

抗生素：抗细菌感染类药物。

溃疡：一种皮肤或软组织损伤、溃烂，如胃黏膜或小肠内壁损伤。

诺贝尔奖：每年颁发的国际奖项，分类有物理、化学、哲学或医学、文学和和平奖。

盘尼西林：青霉素，最早的抗生素。

生物标记物：人体中能标示或预示疾病的化学物质。

天花：一种传染疾病，现在全世界范围内天花因疫苗的注射而消失了。

体育运动药物：一个药品领域，帮助运动员防止受伤或促进伤后恢复。

外科手术：肌体被打开和处理的程序。

微生物：细菌，病菌，能引起疾病的微小生命体或非生命体。

细胞：生物体结构和功能的基本单位。

细菌：微小的单细胞生物，一种微生物。

血库：血液或血液出产物的储存的地方。

运动学：研究人体的移动、运动的学科。

疫苗：用于预防传染病的生物制剂。

药物：能改变机体功能或机能的物质。

致癌物：环境中能引起癌症的化学物质。

助产士：也叫接生员，是帮助妇女生产的医疗专业人士。

真菌：包括蘑菇、酵母、霉菌在内的生物体群。

肿块：（皮肤或肌体组织上）肿胀突起的块状物。

更多精彩发现（二）

书籍

Finding Better Medicines（《脑外科手术基础》），Coad John（Chicago：HeinemannLibrary，2009）

Louis Pasteur and Pasteurization（《抗击传染性疾病》），Fandel Jennifer Chicago：Raintree，2011）

How Nurse Use Math（《寻找疗效更好的药》），Glasscock Sarah（New York：Chelsea House，2009）

Marie Curi and Radioactivity（《路易斯·巴斯德和巴斯德氏杀菌法》），Miller Connie（Chicago：Raintree，2011）

Fighting Infectious Diseases（《玛丽·居里和放射线》），Morgan Sally（Chicago：Heinemann Library，2009）

（中文书名为参考译名）

网址

若想在世界范围找到更多的医学前沿信息和他们所做的工作你可以登录：
www.mfs.org.uk

若想要发现更多的关于阿普加新生儿评分（Apgar Score）的信息和如何对新生儿进行测试的信息请登录：
kidshealth.org/parent/newborn/first_days/apgar.html

想要查找世界卫生组织关于牛痘和重大医学突破的信息请登录：
www.who.int/en

想要了解更多关于世界医学先锋的有趣的逸事和当代外科手术的历史信息请登录：
www.enotes.com/history-fact-finder/medicine-disease/when-did-modern-surgery-begin

想要得到更多的关于致死病——霍乱的信息请登录：
www.nhs.uk/Conditions/Cholera/Pages/Definition.aspx

访问地

威尔卡姆医药收藏中心（Wellcome Collection）
183 Euston Road
London，NW1 2BE
Tel: 020 7611 2222
www. wellcomecollection.org

这个中心向到访者提供旅游观光、参观展览和艺术欣赏项目，让人们去探索在过去、现在和未来不同时期，医学、生活和艺术之间的联系。

课题研究

动物

去寻找关于用动物进行医学试验对与错的谈论信息。你的结论会是什么呢？

没有疾病的世界

水痘于上个世纪在全世界范围已经根除了。如果有更多的人参与疫苗的研究工作，那么疾病是会被根除的。到你的学校或者你的地区去寻找可以用的疫苗。

公共健康

医疗可能是很昂贵的。在英国，每个人都为国家健康服务存钱，这笔钱作为基金来为每个人支付医疗费用。在一些其他国家，购买私人健康保险只是为了自己使用。在另外一些国家，人们直接花钱支付医疗费。你认为哪种体制更好呢？健康对于人们来说有多重要？如果他们支付不起医疗费，他们应该怎么办呢？

移植术

去查找移植外科手术的历史，从1967年的第一例心脏移植手术到21世纪的面部整体移植手术的信息。

图书介绍

"我们身边的高科技"丛书是一套具有视觉冲击力的图书。全书将学习科学的主题提升到一个全新的高度。丛书主题涉及广泛，有的是以现实世界或生活领域某一个部分为话题，有的是对地球科学和太空科学进行阐释，语言生动严谨。本书包括兴趣传播、大事年表、科学术语表以及更多信息查询等栏目。

这本书是"我们身边的高科技"丛书之一，它向我们介绍了医学治疗背后的科学和技术，比如外科手术和生命支持等。在这本书里，我们能够看到激光在眼手术、治疗癌症和去除胎记和文身的用途，同时它也向我们解释了器官修复和置换的方法。

它将目光投向一些著名的医生和医学科学家，从历史、现代和不同文化的角度表明他们的理念是如何互相联系的。有些人的名字已家喻户晓，有些还应该受到更多的承认，但是，无一例外，他们都有重大发现或改变了我们现在的行医方式。

本丛书还包括以下书籍：
《超级侦探·神奇数码》《飞上蓝天·探索太空》
《环保超人·美食工坊》《建筑奇观·极速行驶》
《绿色科技·能源威力》《透视地球·生物密友》

作者简介

安·弗里克当过剑桥大学自然科学学院的教师。她现在是国际知名的科学作家和顾问。

温迪·马斯白瑟是一位自由撰稿人兼编辑。

伊芙·哈特曼医生是一位生物化学家、经验丰富的作家和教科书编辑。

主题顾问

苏吉·加兹雷从事过教学和课程开发工作。现在她是位科学作家和内容顾问。